神経心理学コレクション

シリーズ編集
山鳥 重
彦坂 興秀
河村 満
田邉 敬貴

記憶の神経心理学

山鳥 重
前東北大学大学院教授

医学書院

表紙デザイン・本文扉絵　木村政司

記憶の神経心理学〈神経心理学コレクション〉
発　　行　2002年 5 月 1 日　第 1 版第 1 刷Ⓒ
　　　　　2021年 8 月 1 日　第 1 版第10刷
著　者　山鳥　重
　　　　やまどり　あつし
発行者　株式会社　医学書院
　　　　代表取締役　金原　俊
　　　　〒113-8719　東京都文京区本郷 1-28-23
　　　　電話　03-3817-5600(社内案内)
印刷・製本　三美印刷

本書の複製権・翻訳権・上映権・譲渡権・貸与権・公衆送信権(送信可能化権を含む)は株式会社医学書院が保有します．

ISBN978-4-260-11872-9

本書を無断で複製する行為(複写，スキャン，デジタルデータ化など)は，「私的使用のための複製」など著作権法上の限られた例外を除き禁じられています．大学，病院，診療所，企業などにおいて，業務上使用する目的(診療，研究活動を含む)で上記の行為を行うことは，その使用範囲が内部的であっても，私的使用には該当せず，違法です．また私的使用に該当する場合であっても，代行業者等の第三者に依頼して上記の行為を行うことは違法となります．

JCOPY〈出版者著作権管理機構　委託出版物〉
本書の無断複製は著作権法上での例外を除き禁じられています．複製される場合は，そのつど事前に，出版者著作権管理機構(電話 03-5244-5088，FAX 03-5244-5089，info@jcopy.or.jp)の許諾を得てください．

序

　本書は大脳損傷でみられる記憶障害の種々相を整理し，それを土台に記憶の大脳メカニズムを神経心理学の立場からまとめたものである．記述の重点は，記憶障害の中でも，その障害が大きく生活に影響を与えるような記憶，筆者の表現でいうと「生活記憶」の障害においた．最後の章では筆者なりの記憶に対する考えをまとめてみた．

　最近の基礎的な記憶研究の展開には目を見張るものがあり，それに押されるように記憶病態の研究も大きく進んできた．研究が深まるにつれ，今まで見えなかった細部がますます明らかになってきている．しかし，細部が明らかになるにつれ，全体の構造を眺めることがむしろ困難になってきているようにも思われる．その点にかんがみ，できるだけ統合的な水準に記述の重点をおくよう心がけた．

　病態からメカニズムへという立場をとったので，いわゆる機能画像的研究は本書では扱っていない．筆者の研究室でも機能画像研究は行っており，興味深いデータもいっぱい出ているのだが，意図的に省くことにした．この領域は軽率には取り扱えないので，それだけをテーマにこの「コレクション」の別の企画として現在準備が進められている．

　神経心理学では症候が教科書であり，われわれはこの教科書のほかには，障害の本質や治療への手立てを勉強する手段を持たない．その意味で，複雑な脳の働きやリハビリテーション的試みの効果について実に多くのことを教えられ，今も教え続けられていることを思うにつけ，これまでに出会ったすべての患者の方々に対し心からの感謝を捧げる．

　本書にはこれまで一緒に仕事をしてきた神戸時代（神戸大学医学部），姫路時代（兵庫県立姫路循環器病センター・同高齢者脳機能研究センター），仙台時代（東北大学医学部）の多くの仲間たちの仕事がつまってい

る．ともに仕事をした仲間たちの数は多く，所属も変わっているので，個々の名前を挙げるのは省略させていただくが，引用文献に共著者として登場している仲間の一人ひとりに心からの感謝を捧げる．本書の筆を置くに際しての最大の不安は，記述の中で大きな事実誤認をしているのではないか，という点である．このことに気づかせてもらえる唯一の道は，読者からのフィードバックである．「ここはおかしいぞ」とお気づきになった点があれば，ぜひ医学書院書籍編集部あるいは筆者まで忌憚のないご意見をお寄せいただきたい．

　最後に，本書執筆の進行を辛抱強く支えてくださり，乱雑な原稿の寄せ集めを見事な一冊の本に変えていただいた医学書院のプロたち，編集の樋口覚氏，および製作の一之瀬泰廣氏に謝意を表する．

　　　2002年3月18日仙台にて

　　　　　　　　　　　　　　　　　　　　　　　　　　　　山鳥　重

目次

第1章　記憶の現象学 …1
- A. さまざまな記憶 …2
- B. 陳述できる記憶 …6
  - 1) 当座の記憶 …6
  - 2) 貯えられる記憶 …10
    - a. 生活の記憶 …11
    - b. 知的な記憶 …15
    - c. 沈潜する記憶 …18
- C. 行動化される記憶（陳述できない記憶）…23

第2章　生活記憶の障害 …27
- A. 記憶障害のキーワード …28
  - 1) 記憶の3過程 …28
    - a. 登録 …28
    - b. 把持 …29
    - c. 再生 …31
  - 2) 前向健忘と逆向健忘 …32
  - 3) 作話 …35
  - 4) 記憶錯誤 …37
  - 5) 見当識障害 …38
  - 6) 保続 …40
  - 7) 忘却 …41
- B. 生活記憶の障害 …43
  - 1) コルサコフ症候群 …44

2) 純粋健忘症候群 …………………………………………46
   a. 内側側頭葉性健忘……………………………………47
   b. 間脳性健忘 …………………………………………50
   c. 前脳基底部健忘………………………………………53
3) 一過性全健忘 ……………………………………………56
4) 前向健忘と逆向健忘の関係……………………………59
   a. 純粋前向健忘 ………………………………………61
   b. 純粋逆向健忘（限局性逆向健忘，孤立性逆向健忘）………61
      ①比較的短期の純粋逆向健忘 ………………………63
      ②長期にわたる純粋逆向健忘 ………………………63
      ③全生活史にわたる純粋逆向健忘 …………………64
      ④逆向記憶と情動 ……………………………………67
5) 自伝的記憶 対 社会的出来事記憶……………………67
6) 縮小逆向健忘 ……………………………………………68
7) 記憶発作（発作性記憶障害）…………………………69
8) 重複記憶錯誤 ……………………………………………71
9) 様式特異性健忘 …………………………………………73

C. 前頭葉損傷と健忘………………………………………………75
1) 自伝的記憶の障害 ………………………………………75
2) 新近性識別の障害 ………………………………………76
3) 発生源記憶 ………………………………………………76
4) 語列挙能力 ………………………………………………77
5) 作業記憶 …………………………………………………77
6) 予定記憶 …………………………………………………78
7) 記憶依存行動 ……………………………………………78
8) 単語リストの記憶障害 …………………………………79

第3章　意味記憶の障害 …………………………81

- A. 意味記憶の特徴 …………………………82
- B. 単語の意味記憶の障害 …………………………85
  - 1) 色彩名 …………………………89
  - 2) 家具・建物部分などの名 …………………………92
  - 3) 身体部位名 …………………………94
- C. 図像の意味の理解障害 …………………………96
- D. 実物の意味記憶の障害 …………………………97
  - 1) 操作可能な物品（道具）の意味記憶の障害 …………………………97
  - 2) 動物の意味記憶の障害 …………………………101
  - 3) 人物の意味記憶の障害 …………………………102
- E. 意味カテゴリーと大脳損傷 …………………………104

第4章　手続き記憶の障害 …………………………109

- A. 視覚運動性手続き記憶の障害 …………………………111
- B. 知覚性手続き記憶の障害 …………………………114
  - 1) パーキンソン病と視覚性手続き記憶 …………………………114
  - 2) 脊髄小脳変性症と視覚性手続き記憶 …………………………117
- C. 認知性手続き記憶の障害 …………………………118
- D. 古典的条件反射 …………………………123

第5章　生活記憶の神経解剖学的構造 …………………………127

- A. 健忘の責任病巣 …………………………128
  - 1) 海馬・海馬傍回 …………………………128
  - 2) 脳弓 …………………………134
  - 3) 乳頭体 …………………………135
  - 4) 視床 …………………………137
    - a. 背内側核 …………………………137

   b．視床前核 …………………………………………………139
   c．視床傍内側前方部 ……………………………………140
  5）扁桃体 ……………………………………………………142
  6）前脳基底部 ………………………………………………143
  7）脳梁膨大部後方領域 ……………………………………145
 B．記憶のネットワーク …………………………………………145
  1）パーペッツ回路 …………………………………………145
  2）基底・外側回路 …………………………………………146
  3）前頭前野外側面と記憶のネットワーク ………………149

第6章　記憶の心理構造，統合的理解へ向けて …………151

 A．記憶の流れ ……………………………………………………152
  1）記憶すべき情報の選択 …………………………………152
  2）記憶の素材（記憶の単位）………………………………152
  3）出来事記憶の構造 ………………………………………158
  4）出来事記憶の読み出し …………………………………167
 B．記憶と生活 ……………………………………………………172
  1）積み上げとしての記憶 …………………………………172
  2）心理時間の流れと記憶 …………………………………174

引用文献 ……………………………………………………………177

索引 …………………………………………………………………199

第 1 章
記憶の現象学

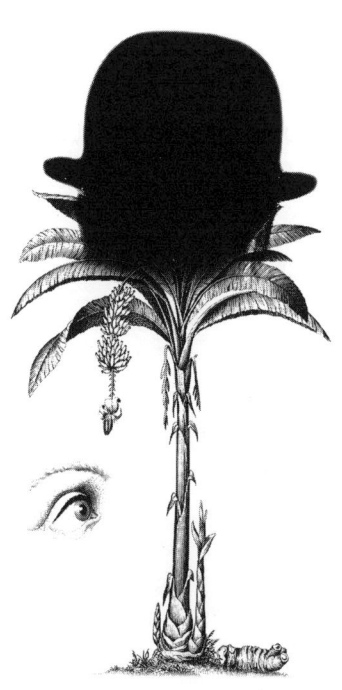

A．さまざまな記憶

平林（タイラバヤシ）さんだよ。頼んだよ
　「あれ？タイラなんだった？もう一度教えて」（新しい事実の記銘）
　「電気コードを差し込む部分なんていうんだった？」（物品名の記憶）
　「うーん。あいつの名前が出てこない！」（人名の記憶）
　「『うつ(鬱)』というあのむつかしい漢字，どう書くんだった？」（文字の記憶）
そこにある鉛筆とってくれませんか？
　「『エンピツ』？，『エンピツ』てどういう意味ですか？」（語義の記憶）
（鍵を見せて）これなんですか，どうやって使いますか？
　「これ？　なんに使うのかな？」（道具の意味の記憶）
　「この人ですか？……こんな顔知らないな。わたしが知ってるはずの人ですか？」（相貌の記憶）
　「河童の頭って，お皿が載ってたかな？」（知識の記憶）
　「札幌で冬のオリンピックやったことあったよね。あれいつごろだった？」（社会的出来事の記憶）
　「そうそう，そう言えば，あの時。にわか雨でずぶ濡れになって……タクシーも通らず困ったなあ」（自伝的出来事の記憶）
　「あ，また葉書出し忘れた。手に持っとかないとすぐ忘れる」（予定の記憶）
　「自転車？乗れるかな？もう乗り方忘れてしまったかもしれない。20年も乗ってない」（運動の記憶）
　「1日踊らないと，もう芸が落ちます」（熟練の記憶）

　最初のは落語の話で，平林さんへお使いに行かせられる小僧の話である。タイラバヤシと言われても，すぐ忘れてしまう。その後，平林をタイ

A. さまざまな記憶

ラバヤシ，ヒラリン，イチハチジュウのモクモクなどと工夫して，忘れないように唱えながら行くのだが，注意がそれるとすぐ忘れてしまう，というやつである。このように耳慣れない新しいことを覚えたり，忘れたりして，われわれの毎日は過ぎてゆく。その後にならべた会話の記録もすべて日常茶飯のなんの変哲もない会話のようにみえる。

いずれも，すべて記憶を話題にした会話である。しかし，よく注意すると，え？ちょっと待てよ，というのもある。実はこれらはすべて記憶の性質が少しずつ違っている。つまり，それぞれ別個の神経基盤を持っているのである。

「電気コードを差し込む部分何ていうんだった？」というのはモノの名前の記憶であり，こうした忘却は誰にでも起こりうる。

「あいつの名前が出てこない！」というのは，少し年をとると始まるいやな経験である。

「ウツというあのむつかしい漢字，どう書くんだった？」。漢字はいつもわれわれを悩ませる。いったん覚えても，あまり使わないものはすぐ忘れてしまう。

「エンピツ？エンピツってどういう意味ですか？」。診察していて，相手からこんな反応が返ってくると，ちょっとびっくりする。エンピツという単語音だけが知覚され，意味が喚起されない。単語の意味の記憶が失われた状態である。

あるいは鍵なら鍵を見せられて，その名前が出ないだけでなく，「これ？　うーん。なんに使うのかな？」などと考え込むことがある。鍵をみても，手にとってひねくりまわしても，なんだか分からない。鍵という物品の意味の記憶が失われているのである。

「こんな顔……知らないな？知ってるはずの人ですか？」も，その人の名前ではなく，顔の持ち主自体が誰だか思い出せなくなっている。人名でなく，顔そのもの（顔の意味）が分からなくなっている。

「河童の頭って，お皿が載ってたかな？」というのは，どうだろう。河童は架空の動物であり，ほとんど意味のないつぶやきともいえるが，実在

するかしないかはこの際問題ではない。かつて読んだか，聞いたかした知識の記憶を呼び出そうとしているのである。

「札幌で冬のオリンピックやったことあったよね。あれいつごろだった？」の場合，思い出せないのは，オリンピックそのものでなく，その時期である。それも，自分との直接的関係はあまりなく，社会的な出来事，ニュースの上の出来事として見聞きした出来事の記憶である。

一方，「そうそう，そういえば，あの時。にわか雨でずぶ濡れになって……タクシーも通らず，困ったなぁ」では，自分が実際に経験した出来事が想起されている。

「あ，また葉書出し忘れた。手に持っとかないとすぐ忘れるなぁ」もまた少し性質が違う。葉書を投函しようとする予定の行動が思い出せなかったのである。

「自転車？乗れるかな？もう乗り方忘れてしまったかもしれない。20年も乗ってない」。これは運転技能の記憶で，なかなか消えない記憶である。乗ってみればまず間違いなく乗れる。古くから「昔とった杵柄」という表現で知られているのはこのタイプの記憶である。

逆に「1日踊らないと，もう芸が落ちます」ということもある。ある有名なバレリーナの言葉である。高度に完成されたわざの記憶の，ある本質を語っている。

例ならまだまだ挙げられるが，この辺にしておこう。ことほどさように記憶は多様で，こうしたさまざまな記憶を積み上げてわれわれの生活は成立している。

ふつう，われわれは記憶といえば社会的出来事や個人的出来事の記憶のことを思い，単語の記憶，知識の記憶，運動の記憶などはあまり記憶として考えないことが多いが，いずれもれっきとした記憶である。これらをすべて含めて考えないと記憶の全体像は見えてこない。

そこで，本書では記憶を「新しい経験が保存され，その経験が意識や行為のなかに再生されること」とごく常識的に定義し，この定義にはまるも

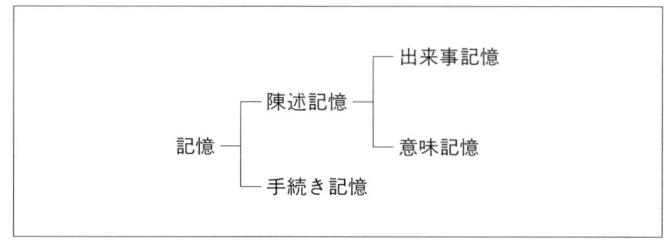

図1　記憶の分類（Squire & Zola-Morgan, 1987）

のはすべて記憶と考えることにする。この定義でいう経験とは今まで自己が受け取ったことのない，新しい事象の取り込みという意味である。単語を一つ覚えるのも，旅行で駅の名を一つ覚えるのも，経験である。われわれは記憶というと，物忘れを連想し，そこから逆に意識的に取り込んだものだけを記憶と考えがちであるが，意識化されない記憶だっていっぱいある。むしろその方が圧倒的に多い。したがって，この定義における経験とは意識されるされないにかかわらず，個体が新規の情報を受容するという意味である。

　ことさら再生されることと定義するのは，再生されずに終わってしまう記憶もあるには違いないが，客観的には確認のしようがなく，保存されているのかいないのかの議論ができないためである。さらに神経心理学が対象とするような行動的次元の現象は出力を介してしか観察できないという制約もある。

　再生はその出力様式によって大きく二つに分けられる。意識への再生（意識への出力）と，行動への再生（運動への出力）である。意識に再生される記憶は陳述記憶（declarative memory）と呼ばれる。つまり言語を介して他人へ伝達可能な記憶である。行為に再生される記憶は手続き記憶（procedural memory）と呼ばれる。自転車運転や舞踊などの運動記憶がもっとも分かりやすいタイプだが，ほかにも古典的条件反射のようなレベルの低いものから，パズル解きの手順のようなレベルの高いものまで，多様なものが含まれる。手続き記憶はこのように範囲が広く，雑多な

ものを含むので最近は非陳述記憶（nondeclarative memory）あるいは潜在記憶（implicit memory）などとという呼び方も用いられる。以上の分類を図に示す（図1）。

B. 陳述できる記憶

イメージ化できる記憶，あるいは意識化できる記憶である。陳述記憶（declarative memory）と呼ばれる。宣言的記憶とも訳されているが，この訳語は難解でいちいち辞書を引かないと意味がピンとこないので，本書では陳述記憶とする。

この記憶は，記憶の把持時間によって大きく，短期記憶（当座の記憶）と長期記憶（貯える記憶）に分けられる。当座の記憶はすぐ忘れ去られるが，長期記憶はずっと貯えられる。

1) 当座の記憶

新しい情報をしばらく意識上に貯めておく能力である。時間的にはせいぜい長くて10秒くらいである。だから短期記憶（short-term memory），即時記憶（immediate memory）などと呼ばれる。即時記憶という語は途中干渉を入れないで，即時に再生させる記憶という意味でよく使われる。現象そのままの表現なので分かりやすい。この項でいう短期記憶は即時記憶の意味である。

即時記憶能力はもっとも単純には数唱能力で測定される。1秒に1回ずつ，単調に与えられる数字の系列を復唱する能力である。短い人だと5桁どまり，長い人だと10桁でも平気な場合があり個体差があるが，大体7 ± 2桁と言われている（Miller, 1970）。年齢により能力に差がでるので，簡単にはきめにくいが，一応5桁まで復唱できれば正常と考えてよい。無意味な音韻系列，日本語だと五十音をバラバラに与えても，だいたい同じぐらいのスパンである。単語系列でも，一つの単語があまり長いものでな

ければ，やはり同じくらいである。「あ・お・る・め・す」というスパンと，「3・8・2・5・7」が同じように把持されるということは，スパンを決めているのが，音ではなく，情報のかたまり（チャンク）であることを示している。音の数なら，「あ・お・る・め・す」は音節数5個だが，「3・8・2・5・7」の場合は音節数はもっと多く，7個になる。「山・海・水・石・川」でも同じように把持できるから，この場合だと音節数は10個になる。つまり，うまく意味的にまとめられさえすれば，即時記憶の容量は増加する。

逆に言うと，即時記憶は容量に制限があり，把持時間にも制限があるのが最大の特徴である。これに対し，われわれがふつうに記憶と考えている能力（長期記憶）には，まったく天井がない。いくらでも覚えられる（そうである）。

即時記憶は情報処理様式との関係が密接である。いままで分離されている中で，一番確実なのは聴覚性言語性短期記憶（auditory verbal short-term memory）で，単語や数字などを，耳から聞いた時に働く記憶である。この記憶能力は左半球の縁上回病変で，選択的に低下することが分かっている。この場合，同じ情報を視覚性に（つまり文字で）与えても，その記憶能力は低下しない（Warrington et al, 1969；1979）。

聴覚性言語性短期記憶はリハーサルによって維持される，と考えられている。聴覚系は系列処理が特徴で，視覚系のような同時処理とは性質が異なっている。7個という時系列量は，直接的な感覚印象として保持する（アイコニックメモリ iconic memory と呼ばれる）には長過ぎる量である。このため，これを反響回路にのせ（簡単に言えば頭の中で繰り返し）て保持していると考えるのである。聴覚性言語性短期記憶は一般に音韻ループ（phonological loop）と呼ばれることが多いが，この呼び方は反響回路の存在という仮説を前提にしている。単音を繰り返させている状態で短期記憶を調べると（the なら the を記憶検査中ずっと繰り返す），聴覚性言語性短期記憶能力はかなり落ちることが分かっている。これは音韻ループの反響回路を構音運動が妨害するためであり，反響回路が存在してい

る証拠の一つに数えられている（Baddeley et al 1984）。

　一方，非言語性の視覚性情報の短期記憶も存在する。これをテストする方法は種々考案されているが，われわれがよく使うのは場所記憶の系列で，visual tapping span と呼ばれている。A4用紙を9個の区画に区切り，検者が指で次々にどれかの区画を触ってゆく。被検者はどの場所がどの順序で触られたかを覚えておき，直後に自分の指で同じ場所を同じ順序で触る。このスパンは正常ではだいたい，平均6ぐらいである（東北大高次機能障害学教室データ）。

　聴覚性言語性短期記憶は聴覚的に類似した音に干渉されやすい。この干渉効果は長期記憶では見られないので，短期記憶と長期記憶の性質の違いを表している。また10個程度（もっと多くても構わない）の単語を聞かせて，ただちに再生してもらうと，その再生成績が，刺激提示開始時に聞いた単語と最後に聞いた単語でよく，途中の単語は悪くなる。つまりU字型のカーブを描く（図2）。この両端の成績の良さは別々の要因によっている。最初の成績の良さは既に長期記憶に入った単語の記憶であり，後の成績の良さは即時記憶による成績の良さ（新近効果 recency effect）であると解釈されている。新近効果は再生開始を遅らせると消えてしまう（Baddeley, 1982）。

　このような記憶を特に短期（即時）記憶として区別する理由はいろいろ提唱されている。古くは，記憶に持ち込む前に，いったん意識にしっかりと把持する必要があり，そのプロセスが即時記憶であると説明されていた。つまり長期記憶に持ち込むためのプロセス，という考え方である。あるいは，長期記憶の前段階というより，しっかりした認知能力に絶対必要な機能だと幅広くとらえる考えもあった。

　ところが，近年になって，即時記憶を記憶をしっかりさせるための前段階と考えたのではどうしても理屈に合わない事実が多く知られるようになった。たとえばWarringtonとShallice（1969）の報告した症例K.F.は，聴覚性言語性短期記憶が落ちていたが，ほかの認知機能は通常の記憶能力（長期記憶）を含めてまったく正常で，長期記憶の基盤に即時記憶が

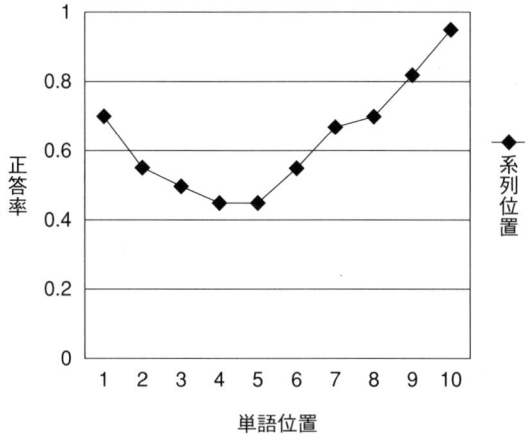

図2　単語記憶再生の成績（Broadbent, 1970）
10個の単語を1単語2秒間隔で聞かせ，再生させる。単語位置と正答数の関係。

必要だというそれまでの考えでは到底説明できない症例であった。このため，即時記憶は長期記憶へのステップとして必要なのではなく，なにか別の役割を果たしている可能性が考えられるようになった。その中でもっとも有名な仮説がいわゆる作業記憶（working memory）仮説である。

　作業記憶とは何だろう。簡単に要点だけをまとめると，短期記憶はただ貯められているのではなく，なんらかの認知作業に用いるために貯められているのだ，と考えるのである。この説を最初に提出したのはBaddeleyとHitchで，1974年のことである（Baddeley et al, 1974 ; Baddeley, 1992）。かれらは，その認知作業を中央制御（central executive）と唱え，短期記憶はその作業に必要な素材（認知的素材）を提供する働きを担っていると考えている。この説では短期記憶は単に短いのではなく，ある認知作業に材料を補給するために必要なだけなのだから，短くてよいのだということになる。したがって短期記憶は奴隷システム（slave system）であって，独立した機能とは考えられていない（図3）。

　このBaddeleyの作業記憶仮説の提唱以来，作業記憶は認知科学ではき

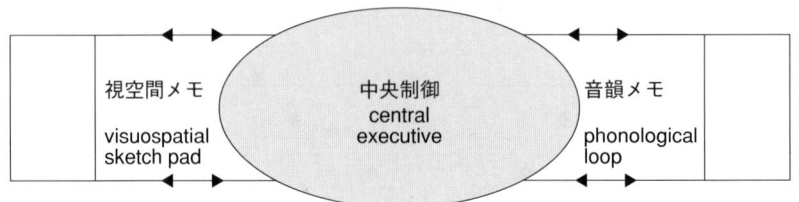

図3　Baddeleyらの作業記憶モデル

わめて重要な研究主題となっている。ただ作業記憶で扱われる能力は従来，注意とか意識とか知能とかの枠内でとらえられていた機能をも包み込んだ大きな機能に拡大されつつある（苧阪ら，2000）。特に意識の広がりとの関連で短期記憶をみてゆく立場は示唆に富む（後述。Mesulam, 1998）。こうした考え方に立てば，作業記憶は意識的現在を作り上げるのに必要な記憶と考えることができる。短期記憶そのものに重点をおかず，中央処理の方に重点を置くのであれば，むしろ記憶を使っての作業（working-with-memory）という文脈で考える方が分かりやすいかもしれない（Moscovitch, 1992）。この考えだと，作業（認知作業）にはこのような表象記憶を直接的なかたちで利用しないものもいっぱいあることになる。

　最後に蛇足ではあるが，短期記憶は文献によっては心理学的に定義された意味でなく，単に短い記憶という意味で用いられる場合もあるので，文献を読む時に注意が必要である（後出のMcGaugh et al, 2000）。

2）　貯えられる記憶

　当座の記憶は，その時，その時，ほんのしばらく貯えられ，すぐに忘れられる記憶である。当座預金，あるいは短期の運転資金みたいなもので，すぐなにかに使われて消えてしまう。もっとも頻繁に使われるたとえは，その時だけ必要な電話番号である。ダイアル前にちょっと覚え，相手にかければもう忘れてしまう。コンピューターの好きな人はコンピューターのたとえを使って，必要がなくなれば，リセットされる記憶などと呼ぶ。

これに対し，ふつうの記憶はリセットされない。長く残る。1度出会っただけでも，強烈な印象を残し，一生忘れられなくなる場合もある。長く忘れていても，なんかのきっかけで，思い出される記憶もある。その時なにかに役立てるわけではないけれども，時々刻々の印象が記憶に残されてゆく。このように長く貯えられる記憶は大きく二つに分けられる。生活記憶と知的記憶である。

a. 生活の記憶

日々の生活の出来事の記憶である。出来事記憶（episodic memory）と呼ばれる。

今朝何をした，昼何をした，昼食で何食べた，といった生活の記憶である。厳密な意味では，それぞれの出来事は一生に1回しか生起せず，時間情報・場所情報・感情経験をともなう。出来事，といってもかならずしも事件性があるわけでなく，街角の新しい広告文を読むのも，1匹の小さい虫が目の前をフラフラ飛んで行くのが目に入るのも，すべて含めて出来事の記憶である。つまり生活という大きな流れの記憶である。生活記憶と呼ぶのが一番分かりやすい。

すでに前項で述べたように，短期記憶はせいぜい10秒くらいまでを呼ぶので，それ以外はすべて長期記憶となる。これが心理学の普通の考え方である。臨床からみると，これは少し不自然である。たとえば，われわれは人と話をしていて，その内容が別に面白くもなんともなくても，10分や20分は覚えている。ひょっとしたら，次の日も覚えている。しかし，その内容を誰かに話してもう1度再生産，再入力することがなければ，そのうち忘れてしまう。朝，起きてひげをそり，顔を洗い，食事をする。歯を磨くのは忘れて出かけてしまうこともある。その「歯をみがかなかった」という事実に，通勤途中ふと気付いて，しばらく覚えている。次の日の朝までくらいは覚えているかもしれない。だが，数日後には忘れてしまう。このように，しばらくは（10秒よりは長く！）覚えているが，そのうち忘れてしまう記憶は結構多い。これを臨床では近時記憶（recent memory）と呼んでいる。これに対し，新宿地下街の雑踏の中で知人に偶然出会った記憶とか，イタリア，フィレンツェのウフツィ美術館の前で家族連れの巧妙なスリにやられそうになった，とかいう記憶はなかなか忘れない。何年たっても思い出すことができる。このようにはるかに長く保たれる記憶を臨床では遠隔記憶（remote memory）と呼んでいる。

　近時記憶と遠隔記憶の間に時間的な境界がはっきりあるわけではない。しかし，この二つがかなり性質を異にしていることは，頭部外傷や脳炎などで記憶障害を起こした人を経験すると，よく分かることである。このような人の場合，程度の差はあれ，ここ何か月かの（最近の）出来事は忘れているが，それより古いことには特別な影響がみられないことが多い。あるいは，サッカーやラグビーなどの試合で頭部に強い衝撃を受けた場合，一応ゲームは続けられるものの，その時に調べると衝撃を受けた時間から何分か前にさかのぼって，何が起き，何をしていたかが思い出せなくなっていることがある。年をとってくると，別にとりたてて病的な記憶障害がなくても，最近の出来事には忘れっぽくなってくる。しかし，昔のことはしっかり思い出せる。

　これらの事実は，記憶として貯蔵される時間の差が，記憶の安定化にある影響を与えていることを示唆している。

　長期保存が必要な記憶と忘れてもよい記憶をある時間をかけて，大脳が選別しているのかもしれない。なにかのパーティの出席の返事を，往復葉書の出席の欄にマルをつけ，ポストへ投函したことの記憶を一生覚えておく必要はない。だが，そのパーティに出席したこと自体はずっと覚えておく必要があるであろう。この差は，自発的な思い出しの回数の差かもしれない。個体にとって重要な出来事は，内発性に想起（意識に出力）され，その想起内容がふたたび入力される（再入力）ことで，強化されてゆき，日常しょっちゅう繰り返されるささいな出来事は，自発的内発的想起が起こらないため，朽ちてゆくのかもしれない。記憶は繰り返しによって強化される，というのはEbbinghaus以来よく知られた事実である（Ebbinghaus, 1855）。

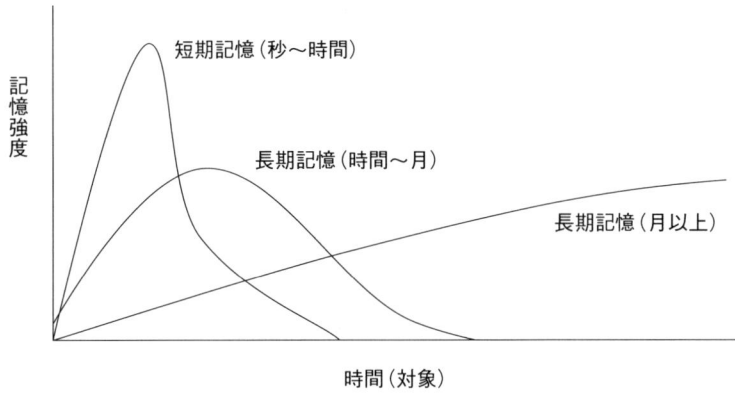

図4 McGaughの3種の記憶 (McGaugh, 2000)

　近時記憶と遠隔記憶の，この性質の違いは動物における記憶研究からも支持される。たとえば McGaugh は，記憶を短期記憶（数秒から数時間），長期記憶（数時間から数か月），それに長期持続性記憶（数か月から一生）と3種に分け，それぞれかなりのオーバーラップがあると考えている。(図4。McGaugh, 2000)。

　生活の記憶ではその内容の区別も必要である。すなわち，自分が直接経験した記憶と，なんらかの情報媒体（メディア）を介して間接的に受けとった記憶である。前者は自伝的記憶，後者は社会的出来事の記憶と呼ばれる。自己が時空間の中で，身体を動かして経験した記憶と，目や耳を通してのみ入力される記憶は，成立基盤が相当異なっている可能性がある。前者では身体情報も含めた全感覚情報が動員されるが，後者では新皮質の遠隔情報受容機構（聴覚/視覚/言語系）がおもに動員される。前者は真の意味での出来事として生活に刻み込まれるが，後者は事件としてのみ記憶されるのである。たとえば，阪神淡路大震災におけるものすごい揺れを直接経験した人と，それをテレビや新聞で知った人は，同じ震災の記憶といっても，その記憶の質に天地の開きがあることは明らかであろう。

　生活の記憶は，初めに述べたように出来事に時間や空間の情報が付随し

ている。この二つ,すなわち内容(出来事それ自体)と,文脈(いつ,どこで経験したか)は解離してしまうことがある。健忘では珍しくないが,健常人でも内容は思い出しても,文脈を思い出せないことがしばしばある。前者を内容記憶(memory for items),後者を文脈記憶(memory for context)と呼ぶ(Huppert et al., 1976)。

予定の記憶　生活記憶の中には将来の行動にかかわる記憶がある。たとえば,昨夜書いた葉書をポストに入れる,というのは書いた部分は過ぎ去った近時記憶だが,ポストに入れる部分は,投函してしまうまでは終わらない記憶である。これを覚えるために,即時記憶機能を動員して,ポストに入れる,ポストに入れる,ポストに入れると,ポストに入れるまで繰り返して唱えているわけにはゆかない。それまでにはいろんなことをし,いろんな会話もしなければならず,即時記憶を占拠しておくわけにはゆかない。つまりどうしても,いったん即時記憶(意識)から追い出してしまわざるをえない。ところが不思議なことにいったん意識から追い出しておいても,決して忘れてしまうことはない。ポストの近くへくると,なんとなく思い出して投函することができる。

　今日の3時に会議があるとする。これも朝から念仏みたいに唱えているわけではないが,うまいぐあいに時間前には思い出して無事出席する。こうした記憶は「出がけに葉書をポストへ入れよう」とか,「3時の会議に出席する」とかいう予定を立て,その予定を覚えていて,実行するわけだから近時記憶の一部である。ただ,この記憶はたんに覚えていればよいというものではなく,ある行動の実現を要求する。ところが要求された行動はその予定を記憶した時点では生起していない。その意味で,すでに起きた事象を思い出す出来事記憶とはやや性質が異なるところがある。

　この違いを重視すると,この記憶は過去の出来事にかかわる記憶でなく,これから起こす行動にかかわる記憶ということになる。その意味でこの種の記憶は prospective memory と呼ばれる(Einstein et al, 1990)。

　Prospective memory には展望的記憶というむずかしい訳がつけられて

いるが，初めて読んでもなんのことかよく分からない。筆者は勝手に予定記憶と意訳している。予定記憶には，その予定が時間を契機に思い出される場合と，なんらかの出来事をきっかけに思い出される場合がある。時間がくると会議を思い出すのは前者で，ポストをみれば葉書を投函できるのは後者である。前者は時間依存性予定記憶(time based prospective memory)，後者は事象依存性予定記憶（event based prospective memory）と呼ばれている。

　予定記憶はその特徴をある課題達成まで持続している記憶（意識からは遠ざけられているが，手掛かりがあれば思い出せるということは，意識という厄介な現象を無視してしまえば，その間記憶を持続させているということである）と考えると分かりやすくなる。このような記憶は動物実験生理学では作業記憶（working memory）と定義されている（Funahashi, 1994）。この作業記憶は即時記憶の項で触れた人間の作業記憶とは意味される内容が微妙に異なっているので注意が必要である。たとえばサルにある刺激を与え，刺激を取り除いてしばらく待つ。その後，課題刺激を与える。サルは課題刺激が先行刺激と同じであると正しく判断できれば報酬がもらえる（遅延見本合わせ課題）。あるいは課題刺激が先行刺激と違っていると正しく判断すれば報酬がもらえる場合もある（遅延非見本合わせ課題）。いずれにしても先行刺激を一定時間覚えていないと，課題刺激と比較しての異同判断はできないわけである。この報酬獲得のための一定時間の記憶を作業記憶と呼ぶのである。覚えていなければならない時間はだいたい数秒のオーダーで，ヒトの即時記憶に近い。しかし，時間要因を無視すると，このタイプの作業記憶と予定記憶は案外似ているところがある。どちらも行動が起こらなければリセットされない（忘れられる）記憶である。ついでに言うと，この考え方では予定記憶以外の記憶は過去記憶あるいは回想記憶（retrospective memory）ということになる。

b. 知的な記憶

　知的な記憶（意味の記憶）とはすわりの悪い表現だが，つまり知識のこ

とである。あの人は該博な知識を持っているという表現がある。その人が知的な記憶をいっぱい溜め込んでいるということである。生活的出来事的記憶を細部まで覚えている人にはこの表現は使われないところからみても，われわれは暗黙裡に出来事の記憶と知的な記憶を区別しているのである。最初に意味記憶（semantic memory）を出来事記憶から分離したTulvingは意味記憶を定義して，「意味記憶は言語使用に必要な記憶である。つまり一種の心的シソーラスである。その中には単語その他の言語性記号，その意味，その指示物，さらにそれらの記号，概念，関係を操作するための規則，公式，アルゴリズムについて個人が有する知識が組織化されている。意味記憶は入力の感覚特性は保持せず，入力信号が指し示す認知的指示物を保持する」と述べている（Tulving, 1972）。なかなか込み入った定義なので，原文も合わせてかかげておく。

Semantic memory is the memory necessary for the use of language. It is a mental thesaurus, organized knowledge a person possesses about words and other verbal symbols, their meaning and referents, about relations among them, and about rules, formulas, and algorithms for the manipulation of these symbols, concepts and relations. Semantic memory does not register perceptible properties of inputs, but rather cognitive referents of input signals.

出来事の記憶はいわば連続的に継起する事実の記録だが，意味記憶はもっと抽象化された，まさに意味にかかわる記憶である。単語がそうであり，いわゆる概念もそうである。辞書や辞典や教科書に並ぶ用語は，もしその意味が自分のものになっていれば，その人の意味記憶である。記号や概念を操作する時のもろもろの約束ごとも意味記憶に属する。上に引用した定義で，Tulvingは言語的性質を持ったものに意味記憶を限っているが，その後の研究は意味記憶の範囲を拡大する傾向にある。筆者は言語記号を媒介としない意味も意味記憶に含めて考えている。

意味という心理現象は，ある事象が，それ自体は1回生起性だが，それぞれ微妙に異なる文脈に含まれつつ，繰り返し生起する時，その共通属性だけが心理表象化されることによって成立する。時間・場所・感情などの1回性の出来事を特徴づけるマーカーは主要な属性ではなくなっている。

　知的記憶には，語彙のような辞書に整理可能なものを考えると，社会的に共有できるもの，という特徴がある。しかし，個人がたくわえるすべての知的記憶が社会的に共有可能なわけではない。たとえば，自分の家族のことを考えてみよう。自分の父，自分の母，あるいは自分の妻など，いずれをとっても長期にわたって入力されてきた個別的情報が蓄積し，それが整理されて，個人に特有の，ある心理表象，ある概念が出来上がっている。個々の出来事とは関係なく，父はこういうもの，母はこういうものという概念が出来上がっている。友人でもそうだし，知人でもそうだろう。これらは繰り返された出来事（しょっちゅう入力されている情報）の記憶から抜き出された意味の記憶である。

　あるいは，ある人の頭の中に愛という概念が出来上がっているとする。この場合は1つの事象の繰り返される入力（父とか母とか）の結果でなく，さまざまな異なる現象が入力され，その表象が重なって成立する。知覚性入力としては異質な事象（たとえば，親子の関係とか，友情とか，宗教行為とか，救援活動とか，文通とか……）から抽象され，それに辞書的意味も加味されて出来上がった心理表象である。

　このように個人の経験の中で同じ事象の繰り返し，あるいは異なる事象の重なり合いの中から生成する意味の記憶はすぐれて個人的であり，社会性は薄い。自伝的出来事の記憶も遠いものは，繰り返し想起され，それがまた新しい文脈の中で新しく入力される，という過程が繰り返し起こっているはずで，1回性の事実の記憶（生活記憶）というより，意味の記憶に変質している可能性がある（Butters et al, 1986）。

　結局，生活の記憶に自伝的な記憶と社会的な出来事の記憶を区別する必要があるように，知的な記憶にも個人的な意味の記憶と社会で共有可能な意味の記憶を区別する必要がある。

c. 沈潜する記憶

　陳述記憶はすべて意識化可能であるといったが，意識化される部分と意識化されない部分の境界はきわめて曖昧である。言葉としては定義できても，実際には出来事のすべてが意識的に認識されるなどということは，自省的体験に照らしてもありえないことである。即時記憶でさえ，すべてを完全に意識上で操作しているのかどうかは，本当のところは分からない。

　実際，さまざまな情報は意識されないまま処理されている。五感からの大量の情報のすべてが意識にのぼってきたのでは脳もやかましくてやってられないだろう。意識にのぼるのは，長く複雑な神経過程の最終段階においてであり，しかもその時その個体にとって最重要な部分のみである。それ以外の部分には意識などという属性（機能）は付与されないのである。

　意識にのぼらない高次の認知活動は多数ある。よく知られている臨床の事実では，脳梁が全切断された患者の右半球（言語機能の優位性が左半球に片寄っている場合に限る）は，対象を正しく知覚し，それと同じ対象を多数の選択肢の中から選ぶことができる。しかし，本人は正しい認知行動を行っていることについて何の自覚もなく，覚えてもいない。脳梁離断でなくても，類似の現象は起こる。最近われわれが経験した健忘の患者は，状態の悪い時にはまったく何も覚えられないように見え，本人の行動もまったく何も覚えられない人の行動そのものであったが，回復してみると，なんと驚くべきことに，当時のことを思い出すことができた（Fukatsu et al, 1988）。

　あるいは，字が読めないと訴え，実際にも見せられた文字が「見えない」と訴えるにもかかわらず，ためしに読ませてみると正しく読めることもある（Suzuki et al, 2000）。このように意識化された経験と意識化されない経験の境界は微妙である。

　心理学では古くからプライミング（priming）という現象が知られている。prime は辞書を引くと呼び水などという説明が出てくる。呼び水と

は，ポンプの水が出にくくなった時，こちらから水を流してやると，また水が流れ出てくる現象である。あるいは，銃の発射の準備をすることという説明もある。認知心理学でプライミングとはある特定の手がかりを用いて，特定の記憶を引き出すことと定義されている（Penguin Dictionary of Psychology, 1995）。

プライミングは直接プライミングと間接プライミングに区別される（Tulving et al, 1990；三村，1996）。直接プライミングは先行刺激と後続刺激が同じであり，間接プライミングでは先行刺激と後続刺激はある関連を有するが，同一ではない。

プライミングは知覚的な事象でありながら，自覚的に経験できる現象ではない。実験によってのみ，その存在が証明される現象である。実験には二つの段階がある。第1の段階で被検者に刺激を提示する。これはただ見せるだけで，記憶させるのではない。刺激としては絵や，単語や，顔などさまざまなものが用いられる（先行刺激の提示）。第2段階では，先行刺激提示からしばらくおいて，今度は先行刺激の情報を減らしたもの，つまり分かりにくくした刺激を提示する（後続刺激の提示）。被検者はその刺激（課題刺激）を同定したり，あるカテゴリーに分類しなければならない。たとえば，先行刺激が犬の絵であったとすれば，課題刺激はその犬の描線を切りきざんで，あちこちを抜き取り，とびとびの線分にしてしまったようなものである。あるいは単語なら，単語の一部の文字を抜いたようなものである（直接プライミングの場合）。そうすると，先行刺激を提示されていた場合，課題刺激から先行刺激を同定する確率が高くなる。これがプライム効果である。

このプライム効果は記憶のテストに広く応用されている。一つの例をあげると，被検者にまずいくつかの単語を見せ，それをただ読んでもらう。次に読ませた単語の語幹をなしている3文字列や，読ませていない単語の語幹3文字列を見せる。そして，その文字列を使って頭に浮かぶ単語を作らせる。これをたくさんの単語でやると，いったん読んだことのある単語の語幹からは，いったん読んだことのある単語を思い浮かべる率が，それ

とは関係ない単語を思い浮かべる率より高くなる。とりたて，覚えておくように指示したわけではない。ただ読んでもらっただけなのに，である。たとえば，MOTEL という単語を読んだ後で，MOT をみると，MOTEL を思い浮かべる確率が高くなる。しかも，この記憶が潜在性であるゆえんは，本人は最初の単語による効果を意識しているとは限らないからである。

　このことがもっともはっきりするのは，健忘患者の場合で，健忘患者にこのようなテストをすると，プライム効果は得られるが，その後に改めて以前読んだ単語を再認してもらうと，これがまったくできないという興味深い事実がある（Warrington et al, 1970 ; 1978）。先行刺激（読まされた単語群）は意識的には記憶に再生されないけれども，脳に刻印を残している（記憶されている）のである。つまりプライミング現象が証明しているのは，意識的に想起できない記憶でも，貯えられているものであれば，手がかりを与えると引き出されやすくなる，という事実である。このように貯えられてはいるがうまく想起されず，うまくプライムすればその存在が証明されるような記憶は潜在記憶（implicit memory）と呼ばれている。

　単語のような文字情報でなく視覚情報を対象にしたプライミングもある（Retention by partial information. Warrington et al, 1970）。たとえば，ゴリンの系列絵といわれるものは，飛行機なら飛行機の絵の情報を段階的に減らしたもの 5 種類を使う。第 5 段階の絵は完全な飛行機の図であるが，少しずつ線を減らし，第 1 段階の絵はほとんど翼の先と先端と尾翼の線くらいしか残さない絵になっている。単語も同じやりかたで，完全なものから穴だらけのものまで 4 段階くらい単語の複雑なものを準備する。このような系列を難度の高い方から順番に見せてゆき，どの段階で同定できるかを調べる。

　Warrington ら（Warrington et al, 1968 ; 1970）は，重度の健忘患者にこの検査を試行して，最初は完全なものに近いものしか同定できないが，繰り返すうちに急速に難度の高い初期段階のものも同定できるようになることを見出している。しかも，その効果が持続するという。しかし，検査

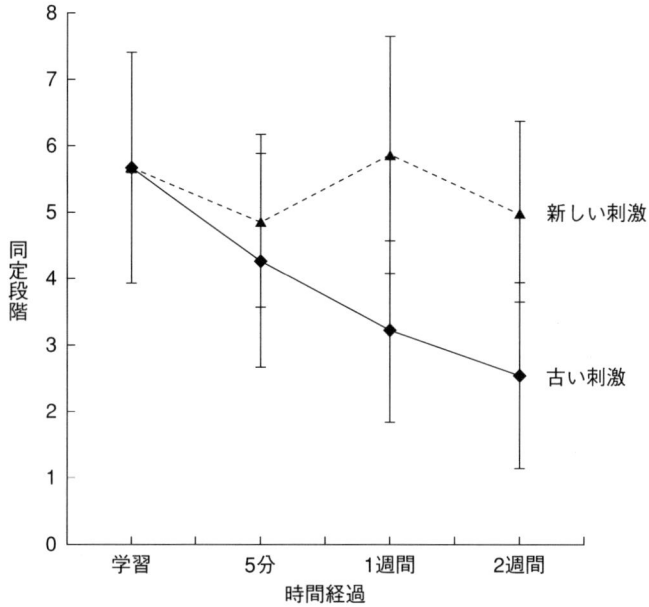

図5　断片画の同定能力（月浦ら，1998）

を受けたというエピソードは思い出せない。健忘患者は断片画の認知記憶を意識化できないけれども，把持できるのである。

　われわれも1例のヘルペス脳炎によると思われる健忘患者で，断片画認知能力を調べてみた。（月浦ら，1998）。使った刺激はSnodgrassの部分画（Snodgrass et al, 1980）で，一つの対象の形態が，もっとも完全な絵からもっとも断片的な絵まで，8段階の複雑さに作られている。すべて日常的に見慣れた対象の線画である。段階1がもっとも情報の少ない絵で，段階8が完全な絵である。これらの絵を段階1から順番に提示し，同定できた段階をスコアとする。スコアが低いほど初期の段階の絵を認知していることになる。

　検査では，最初にこれらの絵を提示し，まず練習する。絵が同定できた段階で，その対象の完全な絵を見せ，誤認していなかったかどうかを確認

する。この後，別の課題をやってもらう。これは干渉課題である。その後，テストに入る。練習課題で示したのと同じ絵のシリーズと，初めて見せる絵のシリーズを同数用意し，これらをランダムな順番で見せる。これを5分後，1週間後，2週間後と継時的に調べてみた。

　結果であるが，この患者が同定できる絵の段階はテストの回を追うにしたがって，きれいに低下した。つまり，初回に推定できた段階より，さらに初期の絵（より情報の少ない段階の絵）からでも，完成画を推定できるようになった。このことは断片画から完全画を推定する能力が，練習セッションで完成画を見せられたことによって促進され，その効果が確実に保存されていることを示している。しかし，初めて見せられる断片画については，このような潜在的な学習効果は認められなかった（図5）。

　健忘患者では，多くの場合，陳述記憶が障害されていても，この例のごとく，プライミングが保存されていることが証明される。

　では，逆にプライミングが障害され，しかも陳述記憶が残ることはあるのだろうか？

　もしそういうことが起これば，陳述記憶障害とプライミング障害の間に二重解離が成立することになる。つまり，二つのメカニズムはある程度独立に活動しうることになる。しかしながら，そのようなデータは今のところ知られていない。

　プライミングは一般的に次の項で述べる手続き記憶の一つに分類されているが（Squire 1987など），その理由はなお説得力を欠いている。手がかりによってしか呼び出されないとしても，テストされあるいは操作されている記憶材料は陳述記憶に属するものなのだから（ここで例に挙げたのでは，単語や絵），プライミングは陳述記憶の基盤をなす記憶形式と考えるべきではなかろうか。

C. 行動化される記憶（陳述できない記憶）

　陳述記憶に対し，手続き記憶（procedural memory）という名前で整理されている記憶がある。イメージや陳述としては再生されないが，行動に再生される記憶である。

　プロ野球のバッターは，時速140キロの速度で飛んでくるヒトのこぶし大の白球を，バットと称される細い棒切れの真芯にぶち当て，遠くへ飛ばすことができる。飛んでくるボールの軌跡から，たちまち振り出すべきバットの軌跡が計算される。サーカスの曲芸師は，高いところに張られた一本の細いロープの上を普通の道かなんぞかのように歩いてゆく。ロープの位置や揺れ，からだの位置や揺れが，ロープの1点に置かれた足の動きへ収斂する。

　いずれの場合も，知覚入力とそれに対する運動反応が普通の人より格段に精緻化されている。感覚と運動は高度に統合されているのである。こうした能力は生まれた時から備わっているわけではなく，長い練習（学習）の積み重ねによってのみ獲得される。つまり，これらも記憶である。

　そして，最近，このタイプの記憶はかなり強い生活記憶の障害を持った人（健忘）でも保存されるということが分かってきた。

　たとえば，強い健忘の患者で，円盤の上にセットされた穴に手で持った鉄筆（stylus）を入れ，円盤が回転してもその位置をはずさないように，回転に合わせて鉄筆を動かすように訓練すると，どんどんうまくなる。あるいは円盤を四つに分け，それぞれに位置番号（1から4）をつけておく。これを左右二つ用意する。患者は1→2→3→4というふうにできるだけ早く，手に持った鉄筆で叩いてゆく。これを右手だけ，左手だけ，あるいは両手で左右それぞれの円盤を使って同時にやる。これもどんどんうまくなる。つまり強い健忘患者でも，運動技能を学習することができる（Corkin, 1968）。

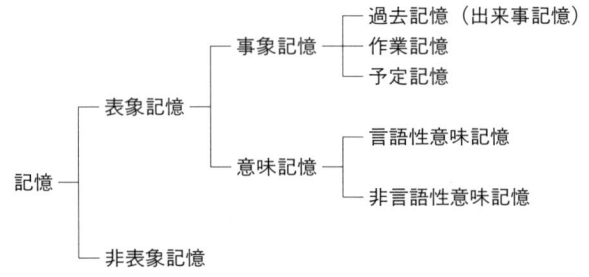

図6 記憶の区別とその特徴

こうした単純な手順だけでなく、もう少し複雑な手順を含む課題でも同じ事実が認められている。たとえば、視覚性の迷路課題でも、それが簡単なものだと、明らかに学習効果があり、回数を重ねるにつれて、以前にたどったポイントをたどる時の試行錯誤の数がどんどん減少する（Milner et al, 1968）。

もっと性質の違う課題も考えられている。たとえば、強い健忘の患者に鏡像にした単語を読んでもらう。最初は時間がかかるが、回数を重ねると読む速度がだんだん早くなってくる。にもかかわらず、刺激単語そのものの記憶は健忘のため、よくならない（Cohen et al, 1980）。

つまり、健忘患者でも、運動（回転する目標の追跡運動）、課題解決（迷路学習）、知覚（鏡像単語読み）など、さまざまな次元の新しい学習が、自覚的にはそれと認識されないけれども、可能なのである。Cohenらはこうした事実から、古くから心理学的に区別されてきた方法の知識（knowing how）と事実の知識（knowing that）という知識のカテゴリーが神経学的にも根拠があるとして、前者を手順の情報、後者をデータの情報と呼ぶことを提案した（Cohen et al, 1980）。その後、この二つは手続き記憶と陳述記憶と呼ばれるようになって現在に至っている（Cohen et al, 1985 ; Squire 1987）。

課題が複雑な場合、入力情報の処理から運動出力へいたる手順は、最初さまざまな神経ルートを動員し、試行錯誤を重ねつつ、時間をかけて行わ

れる。しかし，回数を重ねるにつれ，入力から出力への最適・最短のルートが選ばれるようになる。これが熟練の神経学的基盤である。手続き記憶には学習の重点がどこにあるかにしたがって，上に挙げたように，運動性，認知性（課題解決），知覚性の３種が区別されている。ただし，これはあくまで便宜上の区別であり，本質的にはいずれの場合も意識ではなく，行動に記憶が反映されるのが最大の特徴である。

このように記憶の諸相を眺めてくると，最初に示した Squire らの記憶分類にはうまくはまらない部分が生じている。たとえば予定記憶などという考え方はこの中にはうまくおさまらない。意味記憶も言語性に限るより，もう少し広げたい。単語や図像認知のプライミング現象を手続き記憶に入れるのも納得がゆかない。

そこで筆者なりの整理を図６に掲げておく。これは最近発表したもの（山鳥，2001）に，作業記憶（現在記憶）を追加したものである。

記憶は大きく表象性の記憶と非表象性の記憶に分けられる。表象性とはおおまかにはイメージ化できるということである。この記憶はさらに生起性のもの，つまり事象性を持つもの（古くからの日本語で言えばコト記憶）と，物象性のもの，つまり対象概念や意味にかかわるもの（同じくモノ記憶）に分けられる。事象性の記憶はさらに過去に生起したことに関する記憶（過去記憶，あるいは出来事記憶）と，これから行うことについての記憶（予定記憶）に分けることができる。その中間に現在という時間にかかわる記憶（作業記憶）が位置する。意味記憶には言語性のほか，言語化できないが，確実に蓄積されているもの（非言語性記憶）がある。非表象性記憶は表象化されず，またされる必要のない記憶で，習慣化した運動（行為・行動）という形式で表出される記憶である。プライミングで引き出せる記憶はこの図には出していないが，表象性記憶のカテゴリーに属する現象である。

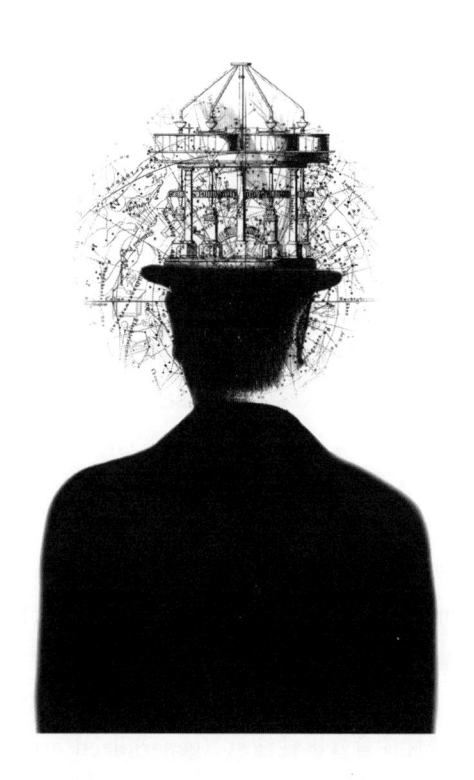

第2章
生活記憶の障害

A. 記憶障害のキーワード

1) 記憶の3過程

本書では第1章で，記憶を「新しい経験が保存され，その経験が意識や行為のなかに再生されること」と定義した。つまり，記憶は新しい情報の取り込み（経験の成立），取り込んだ情報の保存，保存された情報の再生，という3段階のプロセスを含む認知機能である。

a. 登録（registration）

符号化（encoding）とも呼ばれる。正確な登録には正常な入力が要請される。そして正常な入力には正常な情報処理機能と正常な注意機能が要請される。ヒトの場合，情報処理機能には聴覚，視覚などいわゆる感覚情報処理と言語情報処理を区別して考える方がよい。入力性情報処理に障害があると，正常な経験は成立しなくなる。たとえば，視力障害があれば，視覚からの入力は制限される。聴力障害があれば，聴力からの情報は制限される。感覚機能に障害がなくても，失語症による理解障害があれば，言語による情報は処理されず，したがって登録されないため，経験となる前に消滅してしまう。入力情報処理システム自体が障害されていなくても，注意機能が障害されればやはり登録は不完全となる。

注意は意識を一定の処理課題に集め，その処理を効率化する働きである。注意には時間的な集中と空間的な集中がある。両者は盾の両面のようなもので同時に働くが，脳損傷によっては分離して障害されるため，その神経機構は異なっていると考えられる。時間的注意（temporal attention），つまり持続性注意は汎性注意（generalized attention）とも呼ばれる。空間性注意（spatial attention）は方向性注意とも呼ばれる。持続性注意は通常，数列の復唱能力で測られる。前章で述べた即時記憶と同じパラメーターである。非言語的持続性注意は同じく非言語性即時記憶と同

じパラメーターが用いられる。検者がたどった場所の系列を再生する能力などである。

　空間性注意は注意を空間に偏りなく分配し，対象の変化を捕捉する働きである。視覚性のものと聴覚性のものがあるが，よく調べられているのは視覚性空間性注意である。この注意が低下すると，空間の一部からの情報が入力されなくなる。左半球の損傷では右空間からの情報が入りにくくなり，右半球の損傷では左空間からの情報が入りにくくなる。頻度的には右半球損傷による左方向への注意低下（左半側無視と呼ばれる）が圧倒的に多い。方向性注意には二つの，やや性質の異なる機能が含まれている（Calvanio, 1987；Ladavas, 1987；Ota et al, 2001）。

　一つは前方の視覚空間全域に対する注意にかかわるもので，これが障害されると，本人が見ている左あるいは右側のすべての情報が無視される。身体基準性無視（body-based neglect）と呼ばれる。もう一つは個別の対象について，そのどちらかの側が無視されるもので，対象基準性無視（object-based neglect）と呼ばれる。たとえば，五人並びの人物写真を見ていて，左の二人に気付かないのは対象となっている前方空間の左側全体に対する不注意で，それぞれの人物全部に気が付いていても，それらの人物のそれぞれの左側に気が付かない（たとえばある人物の左側の大きなホクロに気がつかない）のはその対象に限っての左不注意である。この二つの注意は重なることもあり，分離することもある。このように注意が障害されるとそもそも情報の登録段階に異常が生じる。また，意識が混濁していても，情報は正しく処理・登録されない。

　したがって，感覚性情報処理障害，言語性情報処理障害，注意障害，さらに意識障害によるものは，記憶以前の段階の障害である。これらの障害があると，その後の段階である把持や再生の話はできなくなるので注意が必要である。

b. 把持（retention, store）

　登録された記憶はなんらかの形で神経系に保存される。この把持の過程

がどうなっているかはわれわれのもっとも知りたいところであるが，実はもっとも分かりにくいところでもある。というのは，本書の冒頭でも述べたように，われわれは記憶という現象の有無を再生という形でしか，確認できないからである。

　記憶は少なくとも意識される形で貯えられていないことは確かであろう。意識の容量は限られており，われわれが折りに触れ思い出す経験のすべてを心理表象の形で貯えるには小さすぎる。ということは，われわれが今現在意識に上げていない表象は，非意識的な形として貯えられているはずである。つまり，経験は意識的な現象として入力され，非意識的な形式として保存され，必要に応じ，ふたたび意識的な形式として出力される，と考えられる。つまりなんらかの神経学的形式として保存される。

　貯蔵過程でわれわれが知りたいのはこの非意識的，神経学的貯蔵形式である。この部分は一般に記憶痕跡（engram）という名前で呼ばれることが多い。機械的にしっかりと彫りこまれたような具体的な印象を喚起する用語であるが，その実態が分かっているわけではない。エングラムがシナプスの変化として刻まれているのか，ネットワークの結線の変化として刻まれているのか，あるいは意識下の特殊な表象として，別の心理過程として貯えられているのか，可能性はいろいろあろうが，なおよく分かっていない。

　ただ，大脳の電気刺激，あるいはてんかんの発作，あるいは夢，意識障害下での幻覚など特殊な条件下では，それまで表出されたことのない心理表象が外部へ漏出することがある。これらの現象を分析することで，記憶把持のメカニズムを少しは推定することができる。

　前章で述べた即時記憶，近時記憶，遠隔記憶などの分類は，あくまで記憶の把持時間の長短に基づく，便宜的なものである。記憶は倉庫に貯蔵されている，といった静的なイメージで捕えるべき現象ではない。たとえば，長期になるほど，意識するしないにかかわらず，再生/再入力が繰り返されている可能性もある（Tulving, 1983）。

c. 再生 (recall, retrieval, decoding)

　再生には大きく4種の様式が区別できる。自発（自然）再生（spontaneous recall），手掛かり再生（cued recall），意図的再生（intentional recall），再認再生（recognition）である。自発再生は時と場所，必要に応じて自然に思い出される状態である。あるいはそうした脈絡とまったく関係なく思い出されることも多い。われわれの意識は外界に対して開いているだけでなく，内的な状態に対しても開いている。注意が外へ向かっていない時は，内的な心理過程に注意が向けられている。この状態ではこれまでに貯めこまれた記憶が自発的に湧き上がってくる。手掛かり再生は意図的に思い出せないけれども，なんらかの手掛かりを与えられれば，思い出せる場合である。特定の名前を思い出せないのに，頭文字を与えられれば思い出せる。あるいはその人の仲間だとか，家族だとかの名前からたぐってゆくと思い出せる。ボンヤリしか思い出せなかったのに，話しているうちにだんだん思い出してくる，などというものである。

　前章で取り上げたプライミングは手掛り再生の一つである。自発的再生にも，手掛かりによる再生の要因がかなり認められる。意図的再生は意志的に特定の事象を思い出すものである。検査場面で，質問されて答えるタイプの記憶はすべて手掛り（質問）に意図的再生を組み合わせた再生である。

　再認は見るもの，聞くもの，触るもの，嗅ぐもの，味わうものを自分がすでに知っているものと認知する働きである。われわれが毎日なんの不安もなく生活を送れるのは，朝起きて見るもの，聞くもの，触れるものがすべて昨日から続いていると確信しているからだが，その確信はそれらがなじみあるものだ（既知のもの）という認識（再認）に由来する。周囲からの刺激が過去の心理表象と自動的に照合されているのである。この再認再生という機能が働いてくれているからこそ，昨日と今日が連続する。もし，目を覚ました時，周囲がまったく違って見え，なんの再認もできないとしたら，どんなに恐ろしいことだろう。再認再生は内容が正しく想起できない場合，熟知感あるいは既知感（familiarity）という形で刺激を認知

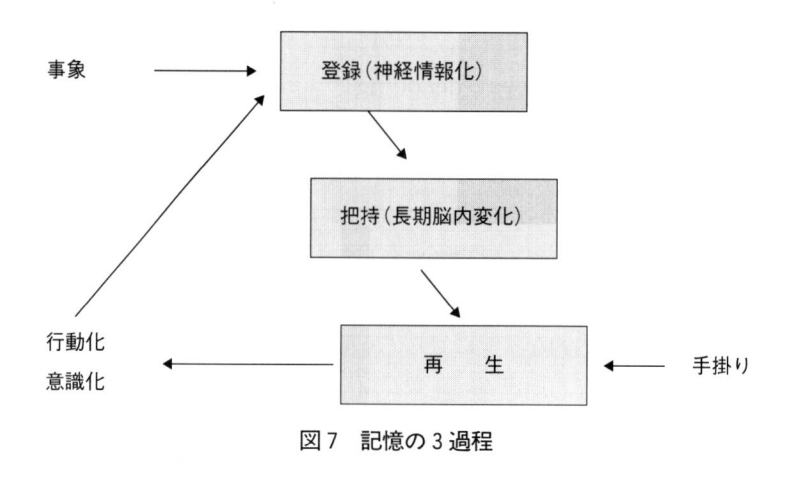

```
事象 ──→ 登録（神経情報化）
                    ↓
              把持（長期脳内変化）
                    ↓
行動化
意識化  ←──    再　生    ←── 手掛り
```

図7　記憶の3過程

する．逆に記憶にないものに遭遇すると，奇異感あるいは違和感（unfamiliarity）という形で刺激を判断する．

ところで，Tulving（1983）は記憶痕跡の活性化には，エクフォリー（ecphory）というプロセスが存在しなければならないと主張している．筆者の理解によれば，彼のいうエクフォリーとはなんらかの手掛りをきっかけに，記憶が非意識的神経学的貯蔵形式から意識的現在形式に変換される過程のことである．

このほか，特異な形式としては物理的刺激による再生（刺激再生）もありうる（山鳥，1988a）．すなわちてんかん発作時に古くから記載されている既視体験（déjà vu）や夢幻様体験などは，脳内の異常放電によって記憶体験が賦活されている可能性がある．あるいは皮質電極による風景や会話など複合シーンの賦活も，記憶体験の一部である可能性が高い（Penfield et al, 1963；Gloor et al, 1982, 1990）．

記憶の3過程の関係を図7にまとめておく．

2）　前向健忘と逆向健忘

　前向健忘（anterograde amnesia）　記憶障害は大脳の機能障害によって生

A. 記憶障害のキーワード　33

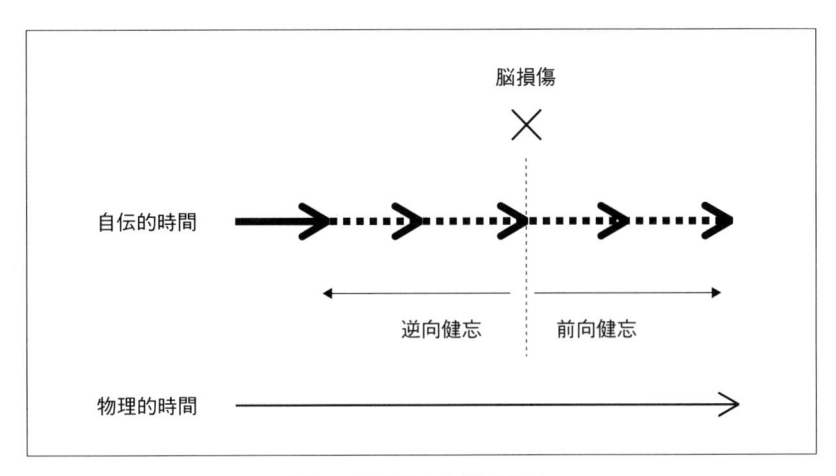

```
                            脳損傷
                             ×
自伝的時間  ━━▶┅┅▶┅┅▶┊┅┅▶┅┅▶
                    ◀━━━━━┊━━━━━▶
                     逆向健忘 ┊ 前向健忘

物理的時間  ━━━━━━━━━━━━▶
```

図8　前向健忘と逆向健忘

じる．つまり，「発病」という時間的契機が存在する．この発病後の，さまざまな出来事に対する健忘を前向健忘と呼ぶ．ただ，この使い方は最近やや変わっきている．最近の使い方では，現在生起しつつあることに対する記憶障害を前向健忘と呼ぶようになっている．要するに新しいことを覚えられないのが前向健忘である（図8）．

逆向健忘（retrograde amnesia）　逆向健忘は前向健忘に対置される概念で，健忘発症以前の出来事についての想起障害を意味する．逆向健忘では，健忘の方向が文字通り前向健忘と逆向きになっている．一般に脳損傷による逆向健忘は発症時点に近い，より最近のことが想起しにくく，発症時点からより遠い，より古いできごとほど想起しやすい（Russell, 1971；Seltzer et al, 1974）．このようなより最近のことが想起しにくく，より古いことが想起しやすいという事実は想起における時間勾配（time gradient）と呼ばれている．

また，この事実は Ribot（1882）の退行の法則（law of regression）としてもよく知られている．すなわち「大脳損傷による記憶痕跡の解体への抵抗性は記憶痕跡の年齢と逆に変化する」という形で定式化されている

(Zangwill, 1977)。

　逆向健忘の期間は頭部外傷などではわずか数秒のことが多いが，損傷が強いと 10 年を超える場合もまれではない。前向健忘の発症時期が特定できず，数年前から進行しているような場合は逆向健忘と前向健忘の区別には慎重でなければならない。逆向健忘による追想障害とみえる部分が，実は前向健忘による記憶形成障害によるものである可能性がある。

　逆向健忘には必ず時間勾配が認められるわけではない。時間勾配を持たない場合もあり，注意が必要である。

　外傷後健忘（posttraumatic amnesia）　前向健忘とまぎらわしいが微妙に意味が違う。前向健忘という用語は現在進行形の記銘力障害を表すのに用いられる。つまり，意識障害があれば使わない。これに対し，外傷後健忘（posttraumatic amnesia, PTA）という用語は回復して過去が追想できるようになった状態で，外傷受傷以降の，出来事が思い出せない期間すべてを包含する。つまり，前向健忘は現在進行形の病態に使われ，外傷後健忘は主として外傷後の経過をまとめるのに使われる。

　この用語をよく用いた Russell によれば，PTA は外傷後の意識障害あるいは意識混濁状態の時期から，患者が自分のまわりで何が起こっているかを明瞭かつ首尾一貫して話せるようになる時期までをいう（Russel, 1971）。自己周囲の出来事を明瞭かつ首尾一貫して説明できるということは，彼の解釈によれば，意識が完全に回復した状態である。この状態では自分の行為はすべて記銘できるまで記憶が回復しているとみなすことができる。したがって PTA には記銘障害の時期のみでなく，意識障害の時期もすべて含まれる。さらに，PTA の期間はその定義からいって，完全回復が前提の概念で，レトロスペクティヴに推定し，決定される。外傷だけでなく，脳炎や脳血管障害などでも，意識障害から引き続き健忘状態に移行する場合があり，いつから前向健忘状態を生じたかが分からないことがある。この場合の病像の記述には，PTA 概念は便利である。筆者らは外傷以外の脳損傷については発症後健忘（postictal amnesia）という概念

で整理している（Fukatsu, 1998）が，内容は同じである。

外傷後健忘に限れば，PTAの長さと脳損傷の程度は相関し，PTAが長いほど脳損傷は強かったであろうと推定することができる（Russell, 1971）。

3） 作話（confabulation）

記憶障害でよくみられる症状である。

健忘患者は自分の健忘を自覚しているとは限らない。質問に対して返ってくる健忘患者の言葉の内容を検討すると，実際にはまったくなかったことがまじっていることがある。これが作話である。このなかった内容は確信を持って繰り返されるわけではなく，場所や時間によって変動する。このような，事実でなく，確信もない，場当たり的な，言葉による辻褄合わせは作話（confabulation）と呼ばれる。事実に基づかなくても，知覚に裏打ちされたものは幻覚（hallucination）と呼ばれ，確信に基づく場合は妄想（delusion）と呼ばれる。

作話は大きく2つに分類される。当惑作話（embarrassment confabulation）と空想作話（fantastic confabulation）である（Berlyne, 1972；濱中，1986）。ほかにも様々な分類が提唱されているが，中核はこの二つと考えてよい。

当惑作話は相手から聞かれていることについての記憶がなく，かつ，「それを思い出せないということも思い出せない」（Barbizet, 1963）状態で発せられる。つまりなにかを思い出せないという事実にすら気付かないため，会話による情報空白を自動的に補塡する形で生産される。実際に経験されたことがらが間違った形で出現することが多いので，記憶錯誤との区別はそう簡単ではない。

たとえば65歳の中学教諭を退職して何年かたつ男性。記憶障害が強く，病院へ通ってはくるが，自発的に来るわけでなく，妻に促されてやって来る。自分はどこも悪くないと思っている。

今朝は何を食べました？
　「パンとバターだけです」
その後，何をしました？
　「学校へ行って，ちょっと仕事してきました」
と平然としている。朝は食べていない。もちろん仕事になど行っていない。すべては記憶の創作である。

　空想作話はもう少し系統的，生産的で内容が現実を逸脱する。願望充足的な側面が強い。
たとえば45歳の元看護婦。強い健忘があり，病識もない。
子供さんは？
　「います。娘です」
お孫さんは？
　「います。この間生まれたところです」
出会ったことありますか？
　「娘が教えてくれました」
名前は？
　「○○といいます」
この中で，娘は実在だが，孫はいない。もちろん名前もない。空想の産物である。

　作話に質の差を認めず，程度の差だけを認める立場もある。たとえばShapiroは作話を軽度と重度にのみ分類している（Shapiro et al, 1981）。たしかに当惑性，空想性といっても，実際にはどこまでが穴埋め的で，どこからが生産的，空想的かを判断するのは，そう容易ではなく，恣意的な部分が多いことを認めなければならない。
　健忘で必ず作話が出るわけではないので，作話には健忘に加え，なにか別の要因が必要である。これまで挙げられてきた健忘外要因には，自己の発語内容の点検能力の低下，保続の影響，周囲からの手掛かりを利用する

能力の低下，などがある。筆者は，自己の体験を時間軸上に正確に定位できず，同時に自己の周囲の状況認識にも困難があるため，枠組みを失った観念がランダムに涌出する状態だと考えている。

ただし，作話は健忘の症状とは限らない。言語領域への特定感覚領域からの入力が断たれると，その情報欠損を埋めるために言語領域が自走し，作話を生じることがある。右半球病巣による左麻痺に対する病態失認などには作話の要因がかなり寄与している（Geschwind, 1965；山鳥，1989）

4） 記憶錯誤（paramnesia）

錯誤記憶とも言う。過去の経験や出来事を誤った脈絡の中で追想する状態。ありもしないことを述べてるのではなく，過去の事実が間違った時間軸や間違った状況にはめこまれる。たとえば次のような例。

症例は男性36歳。

昭和37年に歩行障害を生じ，腰椎椎間板ヘルニアの診断で神戸市の某病院で手術を受けた。それからちょうど20年後，脳動脈瘤破裂でA市の病院に入院，その後近くの姫路市の病院に転院。動脈瘤のクリッピング手術を受けた。以下の会話はその3か月後，同じ病院に引き続き入院中の時のものである（山鳥，1985 b）。

どこを手術したの？
　「腰です」
どこで手術したの？
　「ここです」
いまはなぜ入院しているの？
　「足が悪いから」
どこかほかに悪いところはありませんか？
　「ないです」
頭に傷があるけど

「手術したんやと思います」
頭も手術したの？
「はい」
ここはどこ？
「神戸」
神戸の病院に入院しているわけ？
「ここがいいゆうて聞いたからです」
はじめから神戸で入院しているの？
「ほんの少しA市にもいました」
そこから移ってきたの？
「姫路にも行きました」
姫路へも行ったの？
「そこは入院はしませんでした」

　この人は神戸市，A市，姫路市の3か所とも覚えている．手術のことも，自発的には腰の手術のことをまず想起するが，頭の手術を受けたことを忘れているわけではない．ただ，現在の入院が20年前の入院と短絡し，現在の姫路は20年前の神戸と入り交じる．嘘はなく，事実が想起されているが，現在の状況的枠組みや歴史的時間軸とは整合しない．出来事が混乱して想起されている．
　記憶錯誤の場合，間違いを追求されると，つじつまをあわせるために間違いをますます増幅させる（誤りの添加）．当然，作話と記憶錯誤には重複や，連続性が認められる．

5）　見当識障害（disorientation）
　失見当識あるいは定位障害とも呼ばれる．見当識（orientation）とは自分を大きな時間空間的環境の中に定位する能力で，時間見当識（orientation for time）と場所見当識（orientation for place）がある．
　時間の見当識は自分が今生きている時間を，年，季節，月，日，時刻に

わたって定位する能力であり，場所見当識は自分が今居る場所を空間的に定位する能力である．具体的には地方，県，市，町，建物という形で表現される．強い健忘ではどちらも冒されることが多いが，見当識障害の原因は多様であり，当該見当識障害が記憶障害の単純な表現なのか，記憶障害は関与するものの，なにか他の障害が加わった結果なのかをきちんと判断しなければならない．

時間見当識の障害には年月日の数を間違うだけの場合から，夜昼の区別や季節の区別ができなくなる状態までさまざまな程度がある．数字だけの間違いは記憶障害に帰することができるが，程度が強くなると状況に対する判断障害が加わってくる．雪が残っている窓外の景色を見ても，「今は夏です」などと主張する場合など，健忘症状だけでは説明できない．状況の意味についての判断障害が加わっていると考えなければならない．

空間見当識障害と記憶障害の関係についてはすでにBonhoeffer（1904）が，単に記憶障害では説明できない部分があることを指摘している．たとえば，入院中の病院の名前を自分の知っている病院の名前と間違うだけならば単なる健忘症状だが，入院中の病院をわが家である，などと述べる場合はそうは考えられない．周囲の環境と自分の家とでは環境自体にかなり差があるはずで，現在の空間環境についての事実関係に誤認を生じていると考えなければ理解できない．ここでも判断の異常が空間見当識障害の重要な契機になっている．

空間見当識にはもう一つ，実際に街を歩いていて，自分がどこをどう歩いているのかが定位できなくなる場合がある．個別の建物は認知でき，道路そのものも認知できるが，自分と環境空間との関係が定位できず，迷ってしまうものである．健忘症状でも認められるが，健忘症状がなくても生じることがある．地誌的見当障害，道順障害などと呼ばれる．

人についても，見当識障害がいわれることがある．ただ人物についての見当識障害（disorientation for people）は概念としてはかなりあいまいである．何を調べているのかは，時間や場所にくらべてもさらに分かりにくい．一般には人物誤認や人物の健忘などを人物見当識障害（disorientation for people）と呼ぶことが多いが（Lipowski, 1990），賛成しがたい。自分が何ものか分からなくなる場合，つまり自分というものの見当がつかない場合のみが，人物見当識の障害である。自分に対する見当識障害は大脳損傷による神経心理症状としてはあまり生じない。少なくとも筆者には経験がない。

6） 保続（perseveration）

保続（perseveration）とは1度使われた言葉や行為がまったく不適当な状況で再び繰り返されることを言う。なんらかの行為を始めようとした時，あるいはなにかを喋ろうとした時に，以前に1度使用した行為や言葉や観念が不随意，かつ不適切に出現する。

保続は言語活動でもっとも検出しやすいが，非言語性認知や行為でもしばしば出現する。

　ある76歳のアルツハイマー病の患者。
一石二鳥の意味を教えてください
　「一つのことから，連想するようなことではないでしょうか」
　「弘法も筆の誤り」の意味はどうですか？
　「弘法さんが字を間違うことです」
そんなそのままの意味じゃなくて，もっとなにか教訓的な意味があるでしょう？
　「一つのことで，二つのことを思い出させることです」

痴呆のため，ことわざの説明自体あまりはっきりしないが，ここで取り上げたいのは点をうった部分である。この「一つのこと」という表現は，本人が二つ前の発語で，「一石二鳥」の説明に使った言葉である。この表現が再び出現している。これが保続で，この場合は少し間隔が空いているにもかかわらず出現するので遷延性保続（delayed perseveration）と呼ぶ（Yamadori, 1981）。続いての「二つのことを」というのも，一石二鳥

という質問とその回答が、観念性に消失しておらず、保続していたため、このような表現となって出現したと考えられる。

このように少し遅れて出現する保続は、作話や記憶錯誤のメカニズムを考える上で重要である。つまり、表面上意識から消えたように見える観念が、実は消滅していず、持続している場合があるからである。健全な状態ではその後消滅してゆくのであろうが、病的な状態では、なにかのきっかけで、その終わったはずの神経過程が完全には消失しておらず、間違って再び賦活されるのである。

「一つのこと」は言葉の保続だが、このような具体的な発語内容（あるいは運動形式）が保続するのでなく、一つの反応パターンを要する作業を始めると、その反応パターンから抜けられず、違う反応パターンが必要な場合でも前のパターンを繰り返すことがある。これは構えの保続と呼ばれる（Sandson et al, 1984；山鳥, 1987）。たとえば、1枚のカードに色、数、形の3属性を含ませた絵カードを複数枚用意し、いずれかの属性に分類させるとする。この場合、最初、色で分類した患者が別の分類に切り替えを要求されても、やはり色で分類し続けることがある。これが構えの保続である。運動保続では同じ運動が出現するが、構えの保続では同じ考え方（色による分類）が保続する。

作話のメカニズムにはこの保続現象、中でも構えの保続が大きな役割を演じているという指摘がある（Shapiro et al, 1981）。

7） 忘却（oblivion）

健忘とは健常者よりはるかによく忘れるという意味である。忘れる、あるいは忘却、という言葉は記憶障害に関するもっとも重要なキーワードである。しかし、この言葉はカバーしている意味が広すぎて専門用語たりえないところがある。現象的には、再生の障害が「忘却」だから、忘却は記憶痕跡（engram）の消失にも、エングラムの不安定化にも、再生戦略の障害にも、すべて使えることになり、曖昧すぎるのである。本書ではなるべく、忘却という言葉を使わず、再生の障害という言葉を用いる方針だ

が，二つだけ忘却に関係する表現を取り上げておく。

|度忘れ| この言葉の定義は「ふと忘れてどうしても思い出せないこと（『広辞苑』）」と比較的しっかりしている。日常の経験に照らしても，度忘れという言葉は比較的共通の意味で使われているようである。すなわち，記憶にあることは本人にもはっきり分かっているのだが，その記憶情報が必要な時に，どうしても想起できない状態である。「あの時，度忘れしてしまって本当に困った」というふうに使われる。

たとえば，職場の同僚で何年も，毎日顔を突き合わせている相手に「おい。○○君！」と呼び掛けようとして，突然その名前が出てくれない，というのが度忘れである。名前は知っている。しかし，出ないのである。

俳優がしっかり覚えているはずのセリフをなんかの拍子に思い出せなくて，立ち往生するのも度忘れである。どこかで，想起の経路がブロックされ，目標語彙に到達できない。記憶している証拠に別の状況ではすんなり出てくるのが特徴である。度忘れは正常でも起こるし，病的状態でも起こる。

臨床ではこのタイプの忘却に限って forgetting と呼ぶことがある（Benson ら，1982）。

|想起の忘却| われわれは日常生活において，いろいろなことを状況に応じて思い出し，仕事をこなしている。たとえば郵便を出そうと思う。朝，家を出る時，鞄に入れ，出た後は忘れている。というより意識から消している。ところが，ポストの近くへ来た時とか，郵便局のある街角へさしかかったりすると，ふっと郵便のことを思い出して投函する。あるいは人と逢う約束をする。仕事の間は忘れているが，仕事が近付くとなんとなくその約束を思い出す。この場合の鍵になっているのは，Hécaen らの言う remember to remember（「想起の想起」）という働きである（Hécaen ら，1978；Cummings, 1983）。想起の想起である。存在想起とも呼ばれる（梅田ら，2000）。

つまり思い出さないといけないことがあるぞ，ということを思い出す働きである。時間だとか，場所だとか，出来事だとか，さまざまな手掛かりをきっかけに，「なにかしなければならないことがあったぞ。なんだった？」というアラームが鳴り始める。ついで，その内容「あ，郵便」を思い出す。前者が「想起の想起」であり，後者は「内容の想起」である。もっとも，実際には前者の機能は無意識に働き，後者の内容だけが思い出される。

もちろんこのような思い出し方は必ず機能するわけではなく，機能しないことも多い。筆者など葉書を1週間ぐらい鞄の中に鎮座させていることがしょっちゅうである。これをHécaenらはforgetting to rememberと呼んでいる。つまり想起の忘却である。

第1章で述べた予定の記憶がうまく機能していない状態と考えることができる。想起の忘却は机上のテストでは測りようがなく，日常的な行動を含む検査を工夫する必要がある。

いずれにしても，「内容の忘却：いわゆる忘却」と「存在の忘却：想起するべきなにかがあることの忘却」は別の現象として，区別しておかなければならない（梅田ら，2000）。

B. 生活記憶の障害

健忘症状を中核とする症候群を健忘症候群と呼ぶ。神経系は多様な機能系が錯綜しているが，大脳損傷ではこの多数の機能系がさまざまな形で障害される。一つの機能系が選択的に障害される，などということはまず考えられない。したがって，臨床で直面するのはいくつかの要因や症候が組み合わさって障害された状態，いわゆる「症候群」である。健忘に関してもいくつかの症候群を分離することができる。

1) コルサコフ症候群 (Korsakoff syndrome)

コルサコフ精神病とも呼ばれる。Korsakoff はロシアの精神科医 (1854-1900) で，初めて特定の神経疾患と記憶障害の関連を指摘した医学者として記憶されている。

Korsakoff は1887年から1889年にかけて，末梢性多発神経炎と精神活動障害との関係を論じた3本の論文を発表した (Victor et al, 1955)。この3本の論文で，彼は，アルコール中毒などではしばしば末梢性多発神経炎と記憶障害や焦躁感などの精神症状が合併してみられることから，これらの症状は共通の病態によって発症すると主張したのである。その数年前，アルコール中毒では眼筋麻痺や失調を伴う脳幹性脳炎が生じることがWernicke によって報告されていたが，彼は知らなかったようである。

その後，アルコールによる第3脳室周辺を中心とする脳症と多発神経炎はコルサコフ・ウェルニッケ脳炎と呼ばれ，その原因としてビタミンB1（チアミン）欠乏が発見されるに至る。

Korsakoff の記憶障害の記載は驚くほど詳細で，時にきわめて純粋な記憶障害が生じること，そしてその場合には，最近の記憶が侵され，遠い過去の記憶はよく思い出せることを指摘している。忘れられるのは病気になってからのことと，発病前の短期間のことであるとも述べている。また，過去の記憶が間違って想起されることがあることも指摘している。あるいは古い記憶を現在の新しい印象と混同することがあることもちゃんと観察している (Victor et al, 1955；池田, 1974)。すでに前向健忘，逆向健忘，逆向健忘における時間勾配，作話，さらには記憶錯誤などが正確に観察されているのである。

Korsakoff は記憶症状だけでなく，ほかにもさまざまな精神症状が多発神経炎に合併することを指摘しているが，彼自身がもっとも力を入れたのは記憶障害の病態である (Korsakoff, 1889)。このこともあって，現在では記憶障害を中心にする症状だけがコルサコフ症候群と呼ばれている。

コルサコフ症候群の特徴は次の5症状に集約される (Zangwill, 1977)。

B. 生活記憶の障害　45

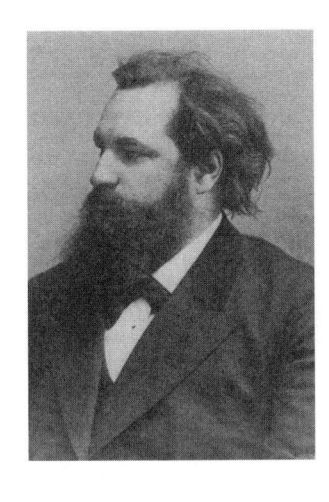

図9　Korsakoff, Sergei Sergeyovich (1854-1900)
ロシアの精神科医で，モスクワ大学精神科医長。冠名のコルサコフ症候群は1887〜1888年の間に研究し，まとめたもの。精神疾患の分類やパラノイアなどについても業績がある。精神科の教科書を書いたことでも知られる。

1. 現在進行中の出来事の記銘障害（すなわち前向健忘）
2. 逆向健忘
3. 見当識障害
4. 作話
5. 病識の欠如

　このうち，4まではBonhoeffer（1904）によるまとめである。Bonhoefferのオリジナルによれば，2は正確には近過去の想起障害となっている。近過去には健忘発症より以前の時期が含まれるとし，逆向健忘に時間勾配があるという特徴がすでに指摘されている。3の見当識障害は時間見当識障害と空間見当識障害を含む。時間見当識障害は記憶欠損で説明できるが，場所見当識障害はそれだけではなく，陽性症状の部分があると述べ，症状の性質の差を指摘している。4の作話については作話は偽想起（記憶の創作）であり，この中には応対に困って作るものと，もっと生産的なものとが区別されている。前者は当惑作話，後者は空想作話である。5の洞察欠如はZangwillが自己の経験に基づいて追加したものである。
　コルサコフ症候群の病因は多岐にわたる。主要なものは脳腫瘍，脳炎，

脳外傷，脳血管障害，消化管障害，慢性アルコール中毒などである。とくにアルコール中毒によるものが多く，Korsakoff の最初の報告にも多くのアルコール症がふくまれていた。そのため，アルコールが原因の場合はとくにアルコール性コルサコフ症候群と呼ばれることがある。

2) 純粋健忘症候群（pure amnesia syndrome）

　コルサコフ症候群は，時にコルサコフ精神病とも呼ばれてきたように，中核症状は健忘であるものの，空想作話でみられるような偽記憶の産生や，見当識障害でみられる環境誤認など，記憶障害だけでは説明できない症状が含まれている。さらには自己の病態に対する洞察障害も認められることがある。しかし，まれではあるが，このような随伴症状をほとんど示さない，きわめて純粋な健忘症候群が存在する。このような症候群をコルサコフ症候群と呼ぶと混乱しやすいので，「純粋健忘症候群」として区別して扱うことにする（山鳥，1985 a）。コルサコフ症候群の特殊なタイプである。

　純粋健忘症候群の特徴は以下の4点につきる。

1. 即時記憶の保存
2. 近時記憶の障害（前向健忘）
3. 遠隔記憶の想起障害（逆向健忘）
4. 知的能力の保存

　コルサコフ症候群の定義と微妙に違う点は，保存される能力を強調している点である。
　まず，即時記憶能力が保存される。既述のように数唱でみる即時記憶能力の正常値はだいたい7 ± 2だが，最低でも数唱能力は5桁はあり，情報の把持，登録のための注意および処理能力は正常または正常に近い。
　さらに知的能力（知能）も正常あるいは正常に近いと考えられる。ここで知能というのは WAIS（Wechsler Adult Intelligence Scale）など，記

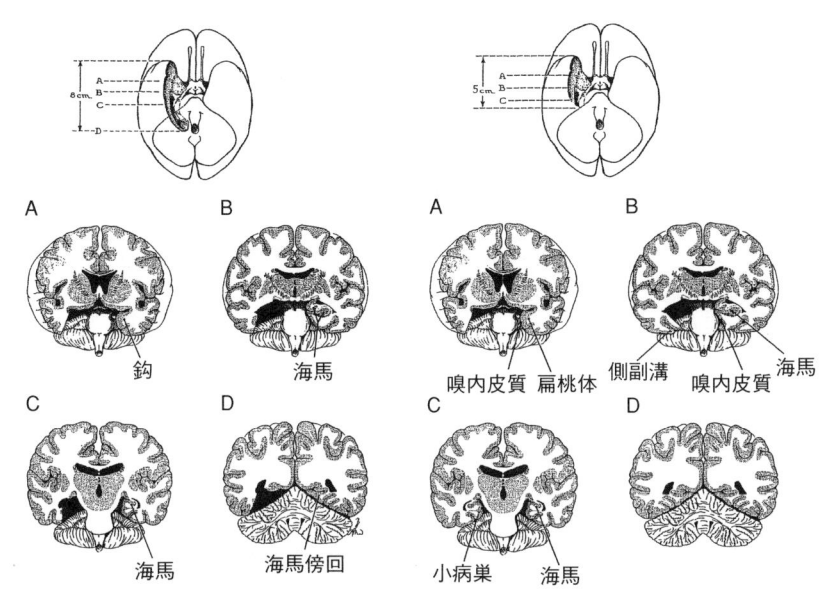

図10 H. M. の病巣模式図（Corkin et al, 1977）
症例 H. M. の切除部位。両側切除だが1側のみ図示。左は術時の記録。右は MRI 像から推定。当初考えられていたより切除部分は小さい。

憶検査が含まれない知能検査の成績の意味である。つまり，臨床上の操作的な意味での知能で，本質的な意味での知能を意味しているわけではない。

a. 内側側頭葉性健忘（mesial temporal amnesia）

　純粋健忘症候群のもっとも有名な例は H. M. という患者で，重いてんかん症状のため，27歳（1953）の時，てんかん発作の焦点部分を除去する目的で，両側海馬を含む両側側頭葉内側面が，側頭葉先端から後方へ約8センチにわたって切除された。
　ところが，術後，この人に強い記憶障害が生じてしまい，介護の必要な生活を送ることになってしまった（Scoville et al, 1957；Milner et al, 1968 b）。

H. M. 氏はいろいろなところで紹介されている（たとえば，山鳥，1985aなど）ので，改めて紹介しないが，1984年時点の彼の症状の要点だけをまとめておこう（図10。Corkin S, 1984）。

1. 即時記憶は正常である。術後すぐには数唱は7であったが，24年後くらいから5に落ちている。しかし，これでも正常範囲である。視覚性短期記憶も正常範囲。
2. 近時記憶は非常に悪い。食事の内容，世話をしてもらっている人，出会った人，受けたテストなど，たちまち忘れてしまう。ウェクスラー記憶検査（Wechsler Memory Scale：WMS）が何度も実施されているが，その指数は63から64で非常に悪い。
3. 逆向健忘は最初2年ぐらいとされたが，30年後の評価では11年になっている。これはいずれも，術前から過去へ遡っての期間で，それより古い記憶は把持されている。
4. 知能検査も何度か行われているが，総IQでみると，最低で98，最高で118，もっとも新しいところで108（30年後）である。術前が104だから，ほとんど変化していない。

知能指数がしっかりしているからといって，日常生活が独立しているわけではない。彼は術後ずっと家族の保護のもとに暮らしていたが，家族がつぎつぎ死亡し，母親が1981年（術後28年）に死亡した後はナーシングホームで暮らしている。風呂とシャワーには介助がいるが，着衣は自分でする。ひげそり，歯磨き，髪の櫛入れなどは言わないと忘れている。クロスワードとテレビ鑑賞ですごす時間が多いが，ホームの行事には参加し，詩を読んだり，工作をしたり，ゲームを楽しむ毎日だという。

このような内側側頭葉性純粋健忘の自験例を紹介する（山鳥ら，1994）。

54歳両手利き男性（Y. O.）。高卒，団体役員。

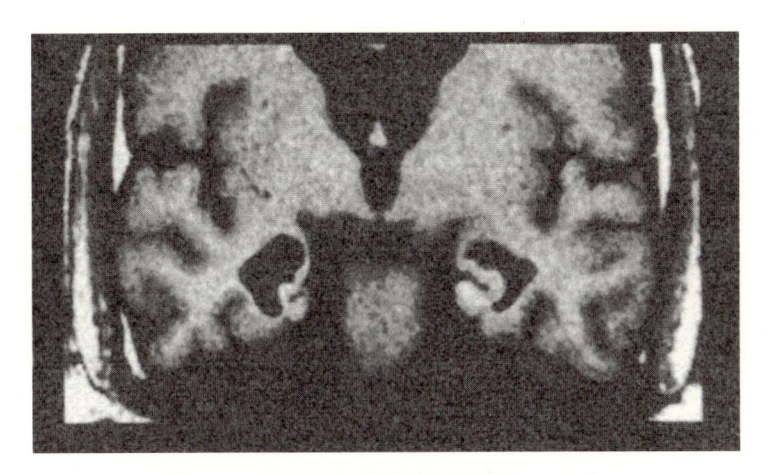

図11　Y.O.のMRI冠状断（山鳥ら，1994）
両側海馬領域の萎縮がみられる。

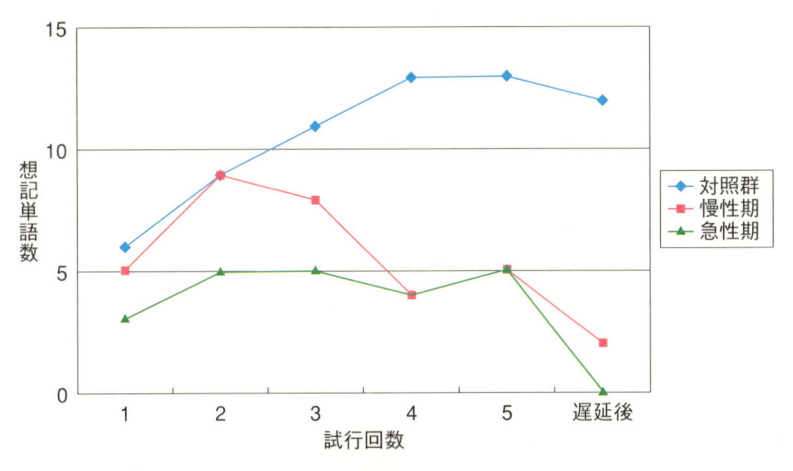

図12　症例Y.O.のAVLT（山鳥ら，1994）

　1991年12月中旬頃から車を運転していて道に迷うようになった。同月他の車と接触事故を起こし，翌日，姫路循環器病センター神経内科へ入院した。
　入院時身体に異常は認めなかった。
　意識は清明であったが，時間と場所の見当識障害を認めた。

即時記憶は数の順唱6桁と正常であった。

近時記憶能力を3単語記憶でみると，3分後には再生0で，まったく記憶していなかった。日常でも医師や看護婦を覚えられず，かれらの指示もまったく覚えられなかった。入院の事情についても，何度説明を聞いても覚えられず，「なぜ入院しているのですか」など，同じ質問を繰り返した。

逆向健忘はほぼ5年におよんでいたが，島状に思い出せない部分はもっと長く，発病前10年ぐらいに広がっていると思われた。

言語症状，知覚性認知障害，行為障害などは認めなかった。

脊髄液検査で入院時2倍から2週間後16倍と単純ヘルペス脳炎Ⅰ型の抗体価の上昇を認め，単純ヘルペス脳炎と診断した。

11か月を経過しても，健忘は改善せず，持続した。この頃の即時記憶は順唱6桁で正常，さまざまな近時記憶検査では，言語・非言語とも強い障害を認めた。逆向健忘は発病時よりやや縮小したが，強い想起障害が3年に及んでいた。島状の健忘はさらに数年に及ぶように思われた。

この症状安定期のウェクスラー成人知能指数は言語性111，動作性107，総合110で正常であった。

11か月後の頭部MRI検査では両側海馬体，海馬傍回を中心に側頭葉内側面の強い萎縮を認めた（図11）。

純粋健忘の報告は数多いが，多くは海馬およびその周囲領域を含む両側病巣である。海馬および海馬周辺病変の詳細については，第5章で整理する。

b. 間脳性健忘（diencephalic amnesia）

アルコール大量摂取を長期に続けるとビタミンB1（チアミン）欠損が起きる。これが持続すると多発神経炎や，視床・中脳の中軸部を中心に小出血や炎症を生じる。このため四肢の脱力，深部反射消失，知覚低下などの末梢神経症状と，注視麻痺，眼振，運動失調，意識障害などの中枢神経症状を生じる。ウェルニッケ脳炎と呼ばれる。この状態が沈静すると，記

憶障害を中核としたコルサコフ症候群が明らかになる．すなわち神経心理症状に限れば，まず意識障害が出現し，この障害が改善すると，隠れていた記憶障害が前景に出る，というのが典型的な経過である

　原因はチアミン欠乏なので，必ずしも大量飲酒だけが原因でなく，栄養障害や，消化管からのビタミン吸収障害でも生じる．この病態をまとめてウェルニッケ・コルサコフ症候群と呼ぶ（Victor et al, 1989）．

　チアミン欠損によるウェルニッケ脳炎の病理についてはVictorらによって，多くのデータが蓄積されている．すなわち，病巣は視床，脳弓，第3脳室周辺，乳頭体，中脳水道灰白質，四丘体，小脳，第4脳室底など，間脳から脳幹，小脳に散在する．

　これらのうち，最初に記憶障害との関係がもっとも疑われたのは乳頭体病変である．

　しかし，どうもそうではないのではないかという研究が現れた．たとえばVictorらは視床，なかでも背内側核病変を重視している（後述）．

　ところで，アルコール性コルサコフ症候群で，「知能」障害がなく，即時記憶も保存され，ほかにも強い認知症状を伴わないような，純粋健忘は生じるのであろうか．答えはイエスと考えられる．たしかに古い研究では神経心理学的検索が十分でなく，しかも剖検例ではなおさら，病前の記録は簡単なものしか残されていない場合が多く，健忘はあったとしてもその内容がはっきりしない恨みがある．しかし，最近のもの，たとえばMairらの2例は，神経心理学的検査が詳細で，即時記憶はそれぞれ順唱7桁と7桁，WAIS知能指数は言語性が110，107，動作性が102，105と正常である．作話や健忘に対する病態失認も認められていない（Mair et al, 1979）．強い前向健忘と逆向健忘のみが主要な症状であった．

　このような純粋健忘症候群のパターンを示す例は決して例外ではなく，むしろアルコール性コルサコフ症候群の典型例である可能性が高い．たとえばCutting（1985）はコルサコフ症候群のレビューで，即時記憶は正常であり，知能も正常であるとまとめている．加藤は14例の経験をまとめているが，WAISは言語性が平均で103.6，動作性が平均で98.2という

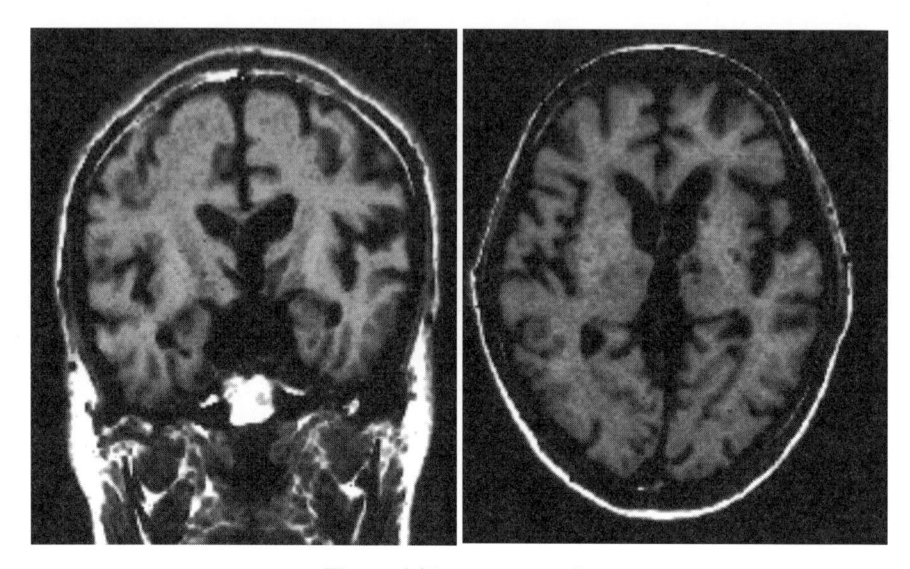

図13 症例 S. T. の MRI 像
両側視床に対称性の小病巣がみられる。

数値を示している（加藤ら，1999）。

間脳の損傷による健忘は脳血管損傷や外傷によっても生じる。

アルコール性コルサコフ症候群に限れば健忘の責任病巣は乳頭体か，はたまた視床背内側核かというかなりきめの細かい議論になるが，他の原因疾患に目を向けると，話はもっとややこしくなる。たとえば，秋口は脳血管病変による視床性健忘を，前内側視床梗塞によるもの，傍正中視床・中脳梗塞によるもの，内包膝（前視床脚）梗塞によるものの3群に分けている（秋口，1994）。

MRI 登場以来，梗塞や外傷による間脳性健忘の報告が増加しているが，側頭葉と違って視床やその周辺は構造が複雑で，かつそれぞれの核が小さいため，病巣から責任領域を特定する作業は困難をきわめている。

血管病変による自験例を紹介する（東北大学医学部高次機能障害学，藤井俊勝氏提供。症例 S. T.）。

症例は60歳右利き男性。突然に左半身の片麻痺，構音障害を発症。同時に強い健忘状態となった。麻痺，構音障害は回復したが，健忘は回復せず7年後も持続している。意識はしっかりしており，協力的で，作話や健忘に対する病態失認もない。

　即時記憶は順唱7桁で正常。WAIS知能指数は言語性97，動作性96，総合指数96で正常。しかし，健忘は強く，3個の単語を直後は覚えていても5分後にはまったく思い出せない（近時記憶障害）。非言語性の複雑な図形もしばらくするときれいに忘れてしまう。逆向健忘は強く発症前，約20年に及ぶ。

　MRI検査では病巣は両側視床前内側面に限局して認められた（図13）。この病巣は視床前核，背内側核，視床乳頭束などを含んでいる可能性が高い。その意味では背内側核病変が原因とも考えることができるが，乳頭体からの遠心線維損傷によると考えることも可能である。

c. 前脳基底部健忘

　海馬を中心とする側頭葉内側面，視床背内側核・乳頭体などを中核とする間脳のほかにも健忘を生じる場所がある。前交通動脈瘤破裂あるいは，そのクリッピング手術後などによくみられる（Lindqvist et al, 1966）。この場合，前頭葉腹側面内側の後方から大脳基底核の前方におよぶ領域に損傷が生じる。この領域は前脳基底部と総称される。この領域の損傷による健忘症候群の特異性に注目したのはDamasioらの功績である（Damasio et al, 1985）。彼らは5例の経験をまとめ，前脳基底部による健忘の特徴を以下の4点に集約した。

1. 個別的な情報は覚えられるが，それら個々の情報を同時生起の，相互に関係あることとしては記憶できない。つまりまとまりある出来事としては覚えられない。たとえば，毎日出会う主治医など病院関係者の名前，顔貌，声色，身長などを案外よく覚えているが，それらが同一人の属性としてまとまらない。

2. 覚えたことに時間マーカーがつけられない。出会った相手は覚えているが，何時出会った相手かを覚えられない。
 3. 作話が強い。コルサコフ症候群の作話は一応その都度まとまっているが，本症候群では，内容は荒唐無稽で，相互に無関係な過去の事実や，最近の会話やテレビなどの情報が混じり合い夢に近い。
 4. 逆向健忘が強いが，手掛かりを与えると，追想は改善する。たとえば随意的には自分の結婚すら思い出せないが，うまく誘導すると，結婚の事実のみならず，妻の名前から子供の名前までが正確に思い出せたりする。

つまりこのタイプの健忘は内側側頭葉性健忘や間脳性健忘と異なり，個別的な事実は記憶されているようである。しかし，同時的にも時間的にも，出来事としての整合性を失っている。記憶が構造性を失った状態と考えられる。わが国でも類似の症例はその後数多く報告され，症候群としては確立されたものと考えられる（三宅ら，1994；岩田ら，1994；Iwata et al, 1996；緑川ら，1999；Hashimoto et al, 2000；Abe et al, 1998；藤井，2001）。本健忘症候群では特に追想内容の時間的文脈の障害（Damasioの項目3）が注目されている（Parkinら，1988；安部ら，2001）が，その障害は前脳基底部諸領域のうちでも前頭葉眼窩皮質の損傷と関係している可能性が高い（緑川ら，1999）。

最近われわれの経験した特異な例を紹介する（Fukatsu et al, 1998）。

70歳右利き男性。大学卒。現役の専門職。
某月某日，突然意識不鮮明となり，入院。
身体的な異常は認めなかったが，時間，場所の見当識障害あり，病棟でも自分の職場にいるつもりらしく，忙しく動き回っていた。この段階ですでに純粋健忘症候群に近い病像を呈していた。
即時記憶は数の順唱で5。場所の即時記憶（タッピング）も5で，ほぼ正常範囲と考えられた。

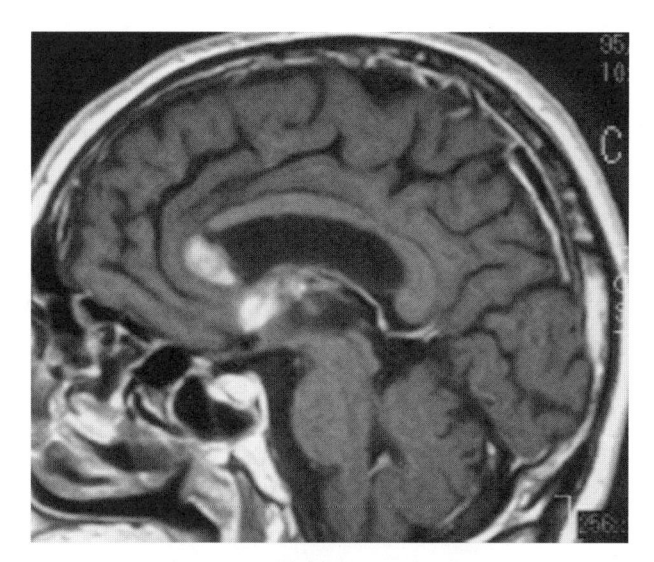

図 14　前脳基底部健忘例（MRI 像）
造影画像で高信号域のところが病巣。

　近時記憶（前向記憶）は強く障害され，15単語の記憶検査（Auditory Verbal Learning Test: AVLT）で，同じリストを5回目に聞いても，なお，たった4個しか再生できなかった。この4個も別の課題による干渉を受けた後は0に落ちてしまった。ところが，驚くべきことに，この15単語について覚えたことがある単語であったかなかったかを尋ねる（再認）と，全問正答した。
　行動的には作話があり，日記には，入院中にかかわらず，母の墓参りをしたとか，来客を駅まで見送ったなどと書き込んでいた。
　逆向健忘も認められ，発症前10年ぐらいは遡ると考えられた。
　WAIS-R（改訂版）検査では言語性指数101，動作性指数94，総合指数98と正常範囲であった。
　MRIでの病巣は脳梗塞で，脳梁膝部から吻側，尾状核先端，両側脳弓柱，両側梁下野，中隔野，側坐核などを含んでいた（図14）。

この例でもっとも注目すべきは，単語の近時記憶で，自分からは思い出せないが，単語を提示されれば，覚えさせられた単語か否かを正しく判断できたことである。単語は登録され，貯蔵されていたが，自発的には再生できない状態に陥っていたことが分かる。さいわい，この例の健忘は発症30日頃から急速に改善した。驚くべきことに，回復してから問いただすと，健忘期間中にどうしても記憶できていなかったようにみえたことが，実は記憶されていたようで，入院中の検査や出来事をちゃんと思い出したのである。

回復後にもMRI検査を行ったが，病巣はやや縮小したものの，基本的な変化はみとめられなかった。

このような特異な経験や，これまでの報告例を総合して考えると，前脳基底部健忘の本質は記憶の登録より，記憶の取り出しの障害にあると思われる（藤井，2001）。

3）一過性全健忘（transient global amnesia）

純粋健忘症候群を引き起こす病態には一過性の，病因が明確でないタイプが知られている。

最初に報告したのはBenderで1956年のことである（Bender, 1956；1960）。患者はだいたい年齢50歳以上で，症状は突然始まる。強い即時記憶（immediate memory）障害を示し，同じ質問を絶え間なく繰り返し，不安状態に陥る。強い見当識障害がある。意識は異常なく，会話も可能である。この状態はだいたい24時間以内に消失する。長くても48時間を越えることはない。再発しない（最長10年の経過観察をしている）のが特徴で，病因は不明であるとまとめられている。

少し遅れて1958年と1964年にFisherとAdamsが同じ症候群を17例集め，一過性全健忘（transient global amnesia, TGA）という名前で発表した。彼らはこの症候群を初めて発表したと述べており，文献の最後に，校正の段階までBender論文の存在を知らなかったとして，1956年のBenderの文献が追加されている。つまり二つのグループによって，同

時期に別々に記載された症候群である。彼らは次のようにまとめている。すなわち，この症候群では，突然，即時記憶（immediate）および近時記憶（recent memory）障害による見当識障害を生じるが，注意は保たれ，反応性もよく，複雑な認知作業が遂行できる。発作は数時間しか持続せず，発作消失後には認知機能にも神経機能にもまったく障害を残さない。9年間で1例が再発したが，他に再発例はない。年齢は中年以上，病因は不明である。どちらの文献でも即時記憶，近時記憶という用語が使われているが，叙述的なもので，定義されて使われているわけではない。

　記憶障害の特徴について，Benderはその中核は記銘力障害で，発症後もその時期の健忘が残ると述べている。Fisherらの観察はもう少し詳しく，発作中には進行中の出来事についての記銘障害（前向健忘）に加え，発作時を一定期間遡る追想障害（逆向健忘）を生じ，発作後は発作時の健忘に加え，発作前にさかのぼる逆向健忘を残すことを指摘している。以後，一過性全健忘の報告は相当数に上り，今では日常診療用語としても定着している。

　発作が短期間なので，病態把握は容易ではないが，発作時の健忘の特徴をまとめておく（山鳥，1976；Caplan, 1985；Hodges, 1990；数井ら，1999）。

1. 症状は突発する。
2. 意識混濁はない。
3. 即時記憶は正常である。
4. 前向記憶障害が非常に強い。覚えさせられたことは30秒も経つと忘れてしまう。会話は普通にできるが，相手がいなくなると，会話を交わしたことさえたちまち忘れてしまう。
5. 発作前の出来事に対する逆向健忘がある。その長さはさまざまで，2年から15年に及ぶ。
6. 失語，失行，失認など健忘以外の認知障害はない。WAISなどは疾患の性質上検査されることはほとんどないから，知的水準がどの程

7. 発作後，発作期間の健忘を残す。逆向健忘は収縮し，ほとんど後に残ることはない。残ってもごく短い。

　一過性全健忘では記憶の神経機構だけに選択的な，一過性の機能障害がくるわけだが，その病因はなお明らかでない。Tanabe らは典型例で発作中の SPECT 検査（single photon emission tomography）を実施し，両側側頭葉内側面の低灌流を認めている（Tanabe et al, 1991）。健忘の原因は海馬を含む両側内側側頭葉機能の一過性機能低下の可能性が高いが，そのまた原因となると，通常の虚血性閉塞性病態では説明困難な部分が多い。

　Miller らは 277 例という多数例を検討しているが，特に明らかな共通病因を認めていない。当初の報告と違い 23.8％に再発を認めているが，脳梗塞など血管性障害との関連はないとしている。1 回の一過性健忘（TGA）発作の 5 年後に，心疾患のため死亡した 1 例で剖検がなされ，左頭頂葉の陳旧性小病巣が認められている（Miller et al, 1987）。

　自験例を紹介する（山鳥，1992）。
　73 歳右利き女性，店舗経営。
　某月某日，孫の結婚式のため，20 人ほどの来客用食事の準備を手伝った。その後，昼前に自分の店へ出た。午後 2 時頃従業員と昼食をとり始めた。その途中，異常が始まった。急に皆の前で財布の中身を全部出し，調べ始めた。様子がおかしいので家へ連れ帰ったところ，多数の客がいるのを見て，なぜこんなに人がいるのか不思議がり，朝からお客の準備をしていたのを覚えていなかった。また 1 週間前から置いてある孫の結納の飾り付けをみて「これ何」と尋ねた。自室へ入ると，最近買ったばかりの壁に架けていた着物を見て，「これ誰の」と尋ねた。自宅，自室，家族，従業員は覚えている。

　この時点で家族が病院へ連絡，来院した。

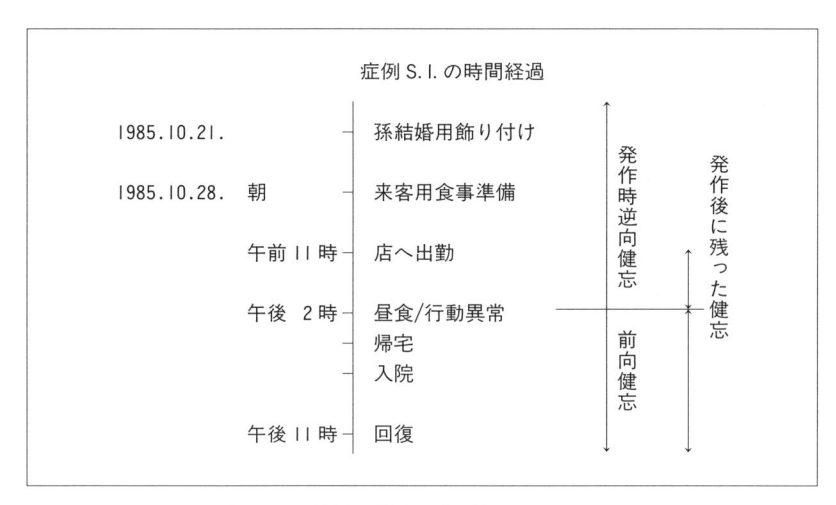

```
                    症例 S.I. の時間経過
    1985.10.21.    ─  孫結婚用飾り付け         ↑        ↑
                                              発        発
    1985.10.28. 朝  ─  来客用食事準備           作        作
                                              時        後
        午前 11 時  ─  店へ出勤                逆        に
                                              向        残
                                              健        っ
        午後 2 時  ─  昼食/行動異常            忘        た
                 ─  帰宅                     ↓        健
                 ─  入院                     ↑        忘
                                              前
                                              向
                                              健
        午後 11 時 ─  回復                     忘        ↓
                                              ↓
```

図 15 一過性全健忘の経過（山鳥，1992）

身体症状なく，意識ははっきりしていたが，困惑状態であった。

言語機能は正常，視知覚も正常。

即時記憶は順唱 6 桁と正常。近時記憶は 3 単語の 5 分後の再生は 0。朝からの出来事，孫の結婚式の準備などもまったく覚えていない。少なくとも 1 週間以上の逆向健忘が推定された。

ただちに CT，脳波を検査したが正常であった。

午後 11 時頃，この状態から回復した。回復後，当日午前 11 時頃までのことを思い出したが，それ以後のことはどうしても思い出せなかった。つまり，当日の午前 11 時頃から同日午後 11 時頃までの健忘を残した。このうち，午後 2 時から 11 時までのできごとの追想障害は前向健忘，午前 11 時から午後 2 時までのものは逆向健忘である（図 15）。

4) 前向健忘と逆向健忘の関係

これまで述べてきたように，純粋健忘症候群では前向健忘と逆向健忘は共存する場合がほとんどである。有名な H. M. 例は発症後 14 年目の評価で，逆向健忘は 2 年くらいと推定されている（30 年後の評価では 11 年と

推定)。病巣が剖検で確かめられ，しかもその病巣がもっとも限局していたと考えられている症例 R. B.（CA 1 に限局。Zola-Morgan, 1986）では，前向健忘に加え，数年程度の軽度の逆向健忘の存在が推定されている。Victor ら（1990）の症例は，てんかん発作重積後の健忘例で，病巣が両側海馬体に限局していたが，前向健忘に加え，2 から 3 ヶ月の逆向健忘が認められている。筆者らの限られた経験では，前向健忘の軽い例では逆向健忘が比較的短く，MRI 体積測定で海馬・海馬傍回の萎縮の程度が比較的軽度であった。（山鳥ら，1994）。この前向健忘と逆向健忘のカップリングがはっきりするのは一過性全健忘で，前項でも述べたように，この病態の発作時には新しいことの覚えこみ障害と過去のできごとの追想障害が同時に出現し，発作の消退に合わせどちらも消失する（Hodges, 1989；山鳥，1976）。

　アルコール性コルサコフ健忘では重度の前向健忘と比較的長期にわたる重度の逆向健忘が認められる（Butters, 1986；加藤，1999）。

　Teuber らの外傷症例 N. A.（1968）では逆向健忘は最初 2 年くらいであったが，少しずつ改善（縮小）し，最終的には 2 週間ぐらいになった。健忘自体も言語様式に偏っており，比較的軽い。

　外傷性健忘について Russel らはその膨大な研究の結論として，外傷後健忘の期間と逆向健忘の期間の間に相関関係があることを強調している。すなわち，PTA（posttraumatic amnesia：外傷後健忘）がなかった例では逆向健忘が無く，PTA が 1 時間以下だと，短くとも逆向健忘がある例が増加する。PTA が 1 週間以上も続いた例では逆向健忘のない例はない（Russel, 1971）。もっとも Russell の仕事では病巣の問題は扱われていない。

　このカップリングの問題は記憶の病態を考える上で重要な手掛かりを提供していると思われる。ただ厄介なのは健忘では必ずカップリングがみられるわけではないことである。以下にまとめるのは前向健忘と逆向健忘が解離する例である。

a. 純粋前向健忘（pure anterograde amnesia）

血管障害例では Winocur らが逆向健忘がまったくない例を報告している。最初は数年の逆向健忘を呈したが，6か月後には改善・消失した。病巣診断は CT なので正確さを欠くが，両側傍内側病巣である（Winocur et al, 1984）。この例は短期記憶の段階で異常がみられており，登録の異常が健忘の原因であろうと推定されている。

前述の外傷性間脳性健忘例 N.A. も前向健忘の単独障害が強調されてきた症例であるが，短期間ながら逆向健忘が残存している。初期にははっきりした前向・逆向健忘のカップリングがみられている。

視床下部の腫瘍切除例でも，純粋前向健忘と思われる症例が報告されている（Tanaka et al, 1997）。

これらの報告は，逆向健忘を伴わない純粋な前向健忘が存在する可能性を強く示唆している。特に視床病巣で生じる可能性が高い。われわれも何例か視床性健忘を経験しているが，病巣が限局性の場合，健忘の原因が登録側にあるのではないかと思われる例が確かに存在する。このような例では逆向健忘はみられない。

b. 純粋逆向健忘（pure retrograde amnesia）：限局性逆向健忘，孤立性逆向健忘

前向健忘を伴わず，逆向健忘だけを生ずる例も蓄積されている。報告例のほとんどでは，純粋前向健忘の場合と同じく，病初期には前向健忘と逆向健忘が共存しているが，急速に前向健忘が回復し，逆向健忘が回復せずに残るというパターンをとる。

最初の症例は Roman-Campos らによって 1980 年に報告された（Roman-Campos et al, 1980）。

この例は 64 歳，右利き女性。1976 年 5 月 19 日の朝，7 時 45 分ころ，夫と二人でしばらく滞在していた娘の家を出た。15 分ほどしたころ，それまで普通にふるまっていたのに，突然夫に向かいここはどこ？　どこへ

行くの？　今何時？　などと質問をあびせ始めた。夫が答えてやると，いったんは納得するが，数分経たぬうち再び同じ質問を繰り返した。

　この時の診察によると，時間と場所の失見当識が著明であったが，意識は覚醒状態で，順唱が5桁可能，逆唱も5桁可能であった。しかし，3単語を5分後に一つも想起できなかった。またいくら教えても，検者の名前を覚えることができなかった。逆向健忘も認められ，第2次大戦終了時までの歴史的出来事は追想できたが，それ以降は不安定であった。大統領はアイゼンハワーまでしか思い出さなかった。子供の名前，夫の名前，6年前まで住んでいた家の住所は思い出したが，6年前に購入して現在住んでいる家や住所は思い出せなかった。翌日からは焦躁感が強くなり，多弁で，感情不安定となった。健忘状態は変わらなかった。入院12日目，突然記憶が回復し，見当識も正常となった。逆向健忘も改善し，娘を訪ねて来ていたことも思い出した。しかし，ここ2週間のことは思い出せなかった。検査では身体的検査は正常。神経学的検査も正常。脳波は3回行い，3回とも左側頭葉領域に鋭波を認めた。血流検査（テクニシウム脳スキャン）は正常であった。

　彼女はこの時点で退院するが，逆向健忘の訴えが続くので，1年4か月後，再び精査を受けている。この時の検査では即時記憶正常，近時記憶正常，さらに知能検査も正常であった。しかし，入院以前4，5年間の追想障害，さらにそれより以前4，5年の部分的追想障害を認めた。結局，最大で病前10年ぐらいにわたる記憶に問題があると結論している。

　この例の特徴は，約10日間持続した一過性全健忘症候群のあと，前向健忘は完全に回復したが，約10年間の不完全な逆向健忘のみが残ったということである。左側頭葉の機能障害が推定されている。

　その後の研究をながめると，このような選択的逆向健忘は少なくとも3種類に区別できるように思われる。すなわち，逆向健忘が数年以内と比較的短いもの，逆向健忘は長いけれども時間勾配がはっきり証明できるもの，それに逆向健忘が過去の生活史全部をおおうタイプである。

① 比較的短期の純粋逆向健忘　定型的な健忘症候群を発症したあと，前向健忘が回復し，だいたい長くて 2，3 年の逆向健忘だけが残存するタイプである。現在までに筆者らの例を含め，かなりの報告がある（Yoneda et al，1992；山鳥ら，1994；Hokkanen et al，1995；石原ら，1997；Yamadori et al, 1996 b；池田ら，1999；Yamadori ら，2001）。筆者の経験からするとそれほどまれな病態ではないと思われる。このような比較的短い選択性逆向健忘は脳炎（おそらく単純ヘルペス脳炎）によるものが多い。初期には両側内側面の異常が MRI などで認められることがあるが，逆向健忘のみが残存した状態でははっきりしなくなる（Hokkanen, 1995）。

われわれの経験例でも原則は同じである。初期には内側面病巣がみられる場合もあるが，孤立性逆向健忘が固定した段階では，側頭葉に病変はあるものの，明らかな海馬領域損傷は確認できない。

② 長期にわたる純粋逆向健忘　はっきり境界が引けるわけではないが，10 年以上にわたる長い逆向健忘が選択的にみられる。最初と思われる報告は Roman-Campos らの報告の翌年に出た（Goldberg et al, 1981）。この例は 36 歳男性で，事故で右頭頂後頭から側頭領域の頭蓋骨折を生じ，その結果，右大脳半球の浮腫，それによるテントヘルニアのため左中脳の圧迫と損傷を生じた。回復は緩徐で，ほぼ 2 年間を要した。近時記憶は回復し，毎日の出来事や新聞テレビの報道も記憶できるまでになったが，約 20 年の逆向健忘が残ったという。この時代は病巣検討手段は CT だが，その CT 所見に基づいて，逆向健忘の責任病巣に中脳被蓋腹側を推定している。しかし，右側頭葉中央部から後方部，それに左側頭葉中央部小領域の希薄化も認められている。

以後，長期にわたりしかもこの例のように時間勾配を持つ逆向性健忘の報告が多数あらわれるようになった。病因は外傷と脳炎が多いが，はっきりしない例もある。

われわれも，日常生活上，前向記憶がほぼ問題ないにかかわらず，約

10年の強い逆向健忘を持つ症例を経験した（Fujii et al, 1999）。この例ではMRIで両側側頭葉内側面病変が持続した。こうした逆向健忘が長期にわたる例では，なんらかの病巣がはっきり確認できることが多い。Goldbergの推論と異なり，その後の報告のほとんどが両側，あるいは一側の側頭葉病変を示している。

ただし，責任病巣を内側でなく，側頭葉前方から前方外側にかけての病巣に求める論文が多い（Markowitsch et al, 1993 a, b）。あるいは前頭葉の関与を指摘する論文もある。

逆向健忘では侵されるのは出来事記憶であり，意味記憶は保存されるのが普通である。手続き記憶も保存される。しかし，少年例（12歳）で，意味記憶にも逆向健忘が広がった可能性のある症例が報告されており，意味記憶と出来事記憶の相関を示唆していて興味深い（水田ら，1997）。

③ **全生活史にわたる純粋逆向健忘** 逆向健忘が全生活史をおおう場合がある。このような症例には異質の病態が混じっている可能性があるため，病巣が確認されるタイプと病巣が確認されないものを区別して整理する。

病巣が確認される例　Kapurら（Kapur et al, 1992）は頭部外傷後，前向記憶はほぼ保たれているにかかわらず，全生活史におよぶ逆向健忘を示した例を報告している。彼らはMRIで認められた両側側頭葉前方病巣とこの逆向健忘との関係を推定している。同じく頭部外傷で，両側側頭極に病変がある全生活史にわたる選択的逆向健忘例をMarkowitschらが報告している（Markowitschら，1993 a, b）。Tanakaらは脳炎症例で逆向健忘がほとんど全生活史にわたった例を報告している（Tanaka et al, 1999）。この例は43歳の女性で，脳炎後，ほぼ正常な近時記憶と，小児期におよぶ逆向健忘を残した。MRIによる病巣は両側前頭極と側頭葉下部前方領域に同定されている。ただ，追想障害は意図的な場合に強く，再認ではそれほど障害は強くない。

B. 生活記憶の障害 65

病巣が確認されない例 このような例は，健忘の程度が極端で，場合によっては自分でさえ誰か分からず，ぼうぜんと街をさまよっているところを，警察に保護されたりする。過去のことは出身，家族，職業などまったく覚えていない。催眠とかアミタール（麻酔剤）注射下の暗示で回復することがあり，脳損傷より，神経症（ヒステリー）が疑われることが多い。

しかし，とくに外傷などを契機に発症する全生活史健忘は記憶神経機構のなんらかの障害による可能性が高いのではないか，という意見がある。

たとえば De Renzi らは次のような症例を報告している（De Renzi et al, 1997）。症例は58歳の男性で教育歴が13年ある。建築会社を経営して30年になる。1992年9月のある日，自宅近くの芝生で，転覆した自動車の運転席に閉じ込められて，意識を失っているのを発見される。見えるような外傷はなく，20分くらいで意識を回復したが，興奮状態で，注意も混乱していた。病院での検査は左側頭部の小さい擦り傷だけで，脳にも心臓にも異常は認めなかった。鎮静剤を処方され，6時間ほど眠った。ところが，覚醒後，驚くべきことに，彼が自分の過去のことをまったく覚えていないことが発見されたのである。

自分の名前・住所・職業・家族・出来事について何も思い出せず，駆けつけた家族の顔も認知しなかった。前向記憶はしっかりしていたため，その後，過去のことをまわりから教えられてすこしずつ「学習していった」が，自分の経験したことだとか，自分が知っていたはずのことだという実感は沸かず，常に「あなたがそういうのだからそうなんだろうな」と言っていた。帰宅したとき，孫の男の子がおじいちゃんと抱きついてきたが，本人は泣き出すだけだった。抱きつかれても，その子が誰だか分からず，自分に孫があったことも思い出せないことに気づいて，泣いたという。

CT, MRI, EEG, SPECT はいずれも正常であった。

詳細な神経心理学検査によると，言語では呼称障害，軽い語義理解の障害（たとえば王女が分からない），および書字・読字の障害も認められた。知覚認知では軽い物品の意味理解障害（たとえば鏡が分からない）が認められた。さらに運動記憶にも障害があり，車の運転，サイクリング，髭剃

り，靴紐結び，ピアノ演奏などができなくなってしまった。しかし，前向記憶はまったく正常と判断されている。逆向健忘はすでに述べた通りで，時間勾配はなく，自伝的出来事，自伝的知識，社会的出来事，社会的知識のすべてが失われている。つまり，陳述記憶と手続き記憶の差は認められず，エピソード記憶と意味記憶の差も認められていないというユニークな例である。

　このように，画像診断でもまったく脳損傷の証拠がなく，かつ器質性疾患に特徴的な記憶内容による障害の濃淡や，記憶時期による障害程度の濃淡などがまったくないにもかかわらず，このような病態も決してヒステリーととらえるべきでなく，脳機能障害の一つの形式ととららえるべきだ，というのが De Renzi らの主張である。De Renzi らはそのメカニズムとして，特定の病巣というより，記憶痕跡の賦活閾値の上昇という仮説的メカニズムを提唱している。

　診断のつかない病態，形態的損傷の証拠が挙げられない病態，説明のつかない病態をヒステリーというごみ箱に捨ててしまわず，1例1例丁寧に病態を検討してゆくべきだ，というのが彼らの主張で，傾聴すべき考え方である。

　このような，記憶の生理的メカニズム障害と心理的メカニズム障害の境界例的な症例は以前にも報告がある。たとえば Stuss らは，てんかん発作のある患者で，過去の生活的な記憶をいっさい失ってしまった例を記録している。過去の出来事で，いくつか思い出すものはすべて，友人や家族に教えられて，再学習したもので，それらの「自分の記憶」について，それが自分のものだという親密感をまったく欠いていた。ただ，この例は "Brain and Cognition" という雑誌に発表されたが，その注記に，論文発表後インタビューで記憶が改善したことが付け加えられている（Stuss ら，1988）。

　この例は確かにアミタールで改善したのだが，EEG，MRI，それに PET も検査されており，左側頭葉前方を中心とする両側側頭葉病変が確認されている。

④ 逆向記憶と情動 記憶入力時に情動興奮がどれほど強いかで,追想能力に差が生じる。普通に経験することだが,印象が強いものほど強く記憶される。辛くて泣いたことや,楽しくて笑ったことは覚えているが,淡々とした出来事は忘れ去られる。この常識的な事実を Ikeda らが科学的に裏付けている。すなわち,平成7年1月の阪神・淡路大震災の記憶と,同じ頃に受けた MRI 検査の記憶をアルツハイマー病患者に尋ねたところ,83%の患者が震災を覚えていたが,MRI 経験を覚えていた人は31%に過ぎなかったという (Ikeda et al, 1998)。

強い心理的外傷の記憶は強迫的に思い出され,どうしても抑圧できないため,日常行動に影響が出ることがある。このタイプの強迫的な経験想起はフラッシュバック (flashback) と呼ばれている。最初,米国で LSD 中毒や,ベトナム戦争帰還兵に多くみられる症状として記載された (Schacter, 1996)。フラッシュバックはいわゆる外傷後ストレス障害 (posttraumatic stress disorder, PTSD) の中心的な症状である (ハーマン,1999)。

5) 自伝的記憶 対 社会的出来事記憶

逆向健忘で興味深いのは,出来事の記憶ならすべて障害されるわけではないことである。自分に関わる出来事と社会に関わる出来事の記憶に差が認められることがある。自伝的出来事の想起障害が強いにもかかわらず,社会的出来事の記憶が保たれていたり (Hodges et al, 1993),逆に社会的出来事はあまり思い出せなくなったのに,自伝的記憶はわずかしか傷害されていなかったりする (Kapur ら,1989)。Hodges らの症例の病巣は両側の視床内側面であり,Kapur らの症例は左側頭葉てんかんによる一過性全健忘 (脳波による診断。イメージング検査では異常なし) 発作後に生じたものであり,責任病巣も異なっている。

自伝的出来事は自己がその主役であり,認知系のみならず,運動系 (行為経験) から辺縁系 (情動経験) まで神経系のすべてが参加する経験であるが,社会的出来事はなんらかの媒体 (ニュースメディア,あるいは口コ

ミなど）を通して間接的にもたらされる知識であり，登録のされ方に質的な差がある可能性がある．この差が記憶として構造化される時の差に反映され，それがまた想起のメカニズムの差になって現れるのであろう．前者はより本来的な出来事記憶の特徴を備え，後者は出来事とはいうものの，より知識（意味記憶）に近いかたちで処理されている可能性がある．

6) 縮小逆向健忘 (shrinking retrograde amnesia)

逆向健忘は多くの場合（特異な孤立性逆向健忘の場合を除けば，）前向健忘を合併するが，このような場合，前向健忘が改善するにつれ，逆向健忘の期間が縮小するという現象が知られている．この場合，縮小はより古い時期の出来事から始まるのが原則である（Benson et al, 1967；Russell, 1971；山鳥，1992；数井ら，1999）．最後に残る健忘部分は常に発症時期に近接した時間帯に含まれる出来事である．

Russel の著書に紹介されている5例の中から1例を引用しよう．

頭部外傷例である（P. A. S.）．1933年8月，22歳のゴルフコース管理人がオートバイで疾走中，転落してしまった．左前頭部に外傷があり，左耳から軽い出血があったが，頭蓋骨のX線写真では骨折は認めなかった．1週間後，会話は正常となった．しかし，たずねると，今は1922年2月であると答え，自分は生徒であると答えた．オーストラリアで過ごした5年間と，英国へ帰国後2年間ゴルフコースで働いていたことは思い出せなかった．受傷2週間後，オーストラリアの5年間を思い出し，英国へ帰国したことも思い出した．しかし近過去2年間は空白であった．3週間後，いままで2年間働いていた村に戻ったが，すべてが奇妙に見え，その村にいたことがあるという記憶はなかった．何度も道に迷ったりした．しかし，仕事はできた．10週間後，過去2年間の記憶は回復し，事故前数分間を除けばすべてを思い出すことができるようになった．

つまり，外傷直後は10年以上の逆向健忘が認められたが，10週間の経

過で，受傷時より遠い方から回復が始まり，事故直前数分間の空白を残して，すべての記憶が回復したとされる。

われわれの経験した前脳基底部梗塞例の場合だと，発症直後の逆向健忘期間は10年を超えていたが，発症4日目にはだいたい10年くらい，18日目の検査では8年くらいと縮小し，さらに24日目には数週間，28日目にはわずか数日となった（Fukatsu et al, 1998）。

縮小逆向健忘は既述の一過性全健忘でも認められる。最初の比較的長い健忘がすこしづつ縮小し，あと1年，あるいはあと半年くらいのところで改善しなくなり，そのまま固定してしまう（山鳥ら，1976；Hodgesら，1989；Yamadori et al, 2001）。

逆に，病勢の進展につれて逆向健忘が拡大する場合がある。

たとえば，Mandaiら（1996）の報告したのは側頭葉てんかんの発作が重積したと考えられる例であるが，最初5日ぐらいだった逆向健忘が28日後には6か月，さらにその16日後の診察では20年と拡大した。しかも，興味深いことにはこの拡大した逆向健忘は病勢が沈静するとともに，再び縮小しはじめ，ほぼ4年の逆向健忘を残して固定した。

この例は脳波で両側側頭葉に小棘波がみられ，MRIでは左内側側頭葉にT1強調像で高信号を認め，SPECTでは右側側頭葉内側面の低血流を認めた。てんかん性の病態が疑われる。筆者が経験した例は，診断不明だが，おそらく脳炎で，数日の間に逆向健忘が拡大した（山鳥，1985 b）。

7） 健忘発作（amnesic attack）：発作性記憶障害

側頭葉内側面焦点による複雑部分発作の中で，純粋健忘発作が生じることがある。

Palminiらの厳密な定義によれば，純粋健忘発作（pure amnesic seizure）は，発作時の出来事に対する選択的健忘を示す場合で，しかもその発作時に周りからみてその反応性や行動に異常が認められない発作である。普通，精神運動発作は発作時に無反応状態や意識障害状態（confusion）に陥るが，このような発作を厳密に排除している．つまり，発作時には選択的な前向健忘だけがみられる状態である（Palmini et al, 1992）．

Palmini らは8例を報告しているが，その中から1例を紹介する．

Palmini らの症例1　30歳女性．発作はアウラなしで始まることも，足元から暖かい感覚が上行するアウラを伴うこともある．その後，接触性の消失，凝視，自動行動などの発作を生じる．この発作パターンの中に純粋健忘発作が混じる．

脳波・ビデオで観察中に次のような発作が生じた．

彼女は雑誌を読んでいた．脳波上発作波が始まり，読むのを止めた．右手で少しこするような動きが認められた．数秒後ベッドの電話が鳴った．彼女は起き上がり，座りなおして受話器を取り，応対した．しばらく会話をした後，受話器を戻し，横になりブランケットをかぶった．電話中ずっと左内側側頭葉と右の同部位から発作波が記録された．程度は左で強かった．彼女が横になったあと，発作波は終結した．翌日，彼女は電話がかかってきたことをまったく覚えていなかった．ビデオ記録を見せても，信じられない顔をするだけで，思い出せなかった．著者らは電話の相手を見つけ出して確認しているが，その彼女のいとこによれば，会話内容はまったく正常でなんの変化も異常も感じなかったという．

さらに健忘は前向きのみで，逆方向には広がっていない可能性がある．

たとえば彼らの症例6（23歳男性）は健忘発作時に，隣のベッドの患者に「I love you, David」と言っている．このエピソードを彼はまったく覚えていないが，注目すべきは David という呼びかけで，David は1日半前に入院してきたばかりで，この名前が正しく使えたことは逆向健忘がないことを示唆している．

このような前向健忘だけを症状とする発作の原因として彼らは両側内側側頭葉焦点（特に海馬）を推定している．さらに，一側だけではこのような健忘発作は出現せず，どちらかの焦点を発した発作波が海馬交連を介し

て，反対側にも波及した時にのみ生じると推定している．これに対し，井上ら（1993）は発作波が一側側頭葉内側に限局する場合は，前向性健忘発作にとどまり，発作波が両側内側側頭葉に波及すると，前向健忘に加え，逆向健忘が生じるとしている．

<u>発作後健忘（postictal amnesic state）</u>　これは複雑部分発作終了後に生ずる健忘である．この時点では，脳波は発作波を示さない．前向健忘と逆向健忘が合併する（Palmini et al, 1992）．健忘が観察される時間は発作後1時間くらいで，この場合の逆向健忘も一過性全健忘と似て，経過とともに縮小する（井上ら，1993）．

　複雑部分発作が短い間隔で群発し，その状態が24時間を越える場合がある．この場合，前向健忘期間は数日にわたって持続することがある．おそらく，発作による海馬細胞の細胞毒性障害によるものと考えられている．拡大逆向健忘としてすでに述べた例（Mandaiら，1996）は発作後健忘である可能性が高い．

8)　重複記憶錯誤（reduplicative paramnesia）

　Pickによって最初に記載された（濱中，1986）．すなわち，同じ場所が違った場所にもう一つある，あるいは同じ人がもう一人いるなどと主張する奇妙な認知障害である．場所や人についての記憶が，現在の場所や人物に重ね合わせて再生されるのであろう．

　Pickの記載以来あまり注目されていなかったが，Weinstein（1969）やBensonら（1976）が取り上げ，記憶症状の一つとして再定着した．

　Bensonらは3例の頭部外傷例をまとめている．たとえばかれらの症例1は自分がジャマイカプレインVA病院（ボストンVA病院のこと．ボストン市ジャマイカプレインにある．蛇足だが筆者もここで3年修業した）にいるということを覚えたにもかかわらず，そのジャマイカプレインVA病院が彼の現住の町であるマサチューセッツ州トーントンにある，と主張した．追求するとジャマイカプレインはボストンであることを認め，ジャ

マイカプレインVA病院が二つあるのはおかしいと認め，今いるのはジャマイカプレインのトーントン分院だと主張した．一度はこの病院は自分の家の空いた部屋に設置したものであるとも説明した．病院の大きさをたずねると，14階だと正しく答えている．

われわれの経験を引用しよう（山下ら，1993）．患者は姫路市にある兵庫県立姫路循環器病センターに入院している．

ここはどこですか？
　「W町（患者の自宅の近く）の姫路循環器病センターです」
ここは姫路ですよ．W町ではないよ
　「そうですか．W町かと思った．W町にも姫路循環器病センターがあって，S先生（患者の主治医）がおるんや」
姫路循環器病センターは姫路にあるよ
　「昨日，W町の姫路循環器病センターから，こっちの姫路循環器病センターに移ってきた．医者や看護婦も向こうのセンターと一緒やな」
また，別の機会には，
　「上（カミ）の循環器病センターと下（シモ）の循環器病センターがあって，わしは今はシモの循環器病センターにいる．行ったり来たりしている」
などとも言っている．

　ここに見られるのは記憶すべての混乱というより，場所と人物に限った記憶の混乱である．現在の病院や現在の主治医は情報として登録され把持されているが，体験としては整合性を持たない．今の場所（姫路循環器病センター），今の人物（主治医）という新しい情報は，自分の慣れ親しんだ環境の枠組み（ある種の意味記憶といえる）との関係において整理されている．しかし，これではつじつまが合わないので，同じ場所や人物がもう一つあるという説明になってしまう．

　筆者の経験ではこのような重複記憶錯誤は場所に関するものが主で，人

物は副次的な産物である場合が多い．自分のいる新しい空間的枠組み（病院）が記憶できず，以前の空間記憶が持続する．名前はなんとか記憶できるが（ジャマイカプレインVA病院とか，姫路循環器病センターなど），それは空間的認識と重ならず，古い空間的枠組みに新しい断片的記憶（病院の名前とか主治医の名前など）が組み込まれてしまう．したがって，患者の主張にはあいまいなところがあり，説明は変化する．決して確信的に主張されるわけではない．

　病巣は明らかでないが，これまでに述べてきた側頭葉内側損傷による健忘や，間脳性健忘ではあまりみられない．右前頭葉病巣の関与が推測されている（山下ら，1993；Bogousslavsky, 1994；鳥居ら，1996）．

　（注）類似の現象にカプグラ症候群（Capgras syndrome）がある．意識は清明であるにもかかわらず，自分自身や自分に密接な関係のある人々，とりわけ家族，恋人，親友などがいつのまにか瓜二つの替え玉（双子）に置き換わり，実の家族，恋人，親友などは殺されたり，行方不明になったり，どこかに隠されていると主張する妄想性人物誤認である（濱中，1990；1992）．重複現象では類似のモノが二つとも現に存在するが，カプグラ替え玉妄想では本物がなくなってしまっている点，著しい違いがある．さらにカプグラでは違いを確信しているが，重複現象では二重性はあいまいで，表現はさまざまに変化する．ただ，重複現象一般にカプグラ症候群の名がつけられることもある（Alexander et al, 1979）．

9）　様式特異性健忘

　健忘には様式特異性が認められることがある．言語性のテストでは成績が落ちるのに，非言語性テストでは記憶能力が正常であったり，逆に言語性記憶テストでは成績が良いのに，非言語性テストで成績の低下を示すことがあったりする．少なくとも言語性情報と非言語性情報が別の記憶機構によって処理されていることは確実である．

言語性健忘　海馬・海馬周辺領域にてんかん焦点があり，その焦点を含む側頭葉切除術を受けた症例100例以上に対して心理学的検査を施行した経験を持つMilnerによれば，左側頭葉切除例では言語的記憶は低下するが，絵画理解能力（絵画のなかに見られる不整合を発見する能力）は低下しない（Milner, 1958）。一方，右側頭葉切除例では言語的記憶能力は低下しないが，絵画理解能力は低下する。以後も言語優位半球側頭葉切除による恒久的な言語記憶能力の低下は確認されてきている（Cutting et al, 1978；Novelly et al, 1984）。

視床損傷でも左限局性の場合は言語性記憶のみの障害が生じることが報告されている（Speedie et al, 1982；Mori et al, 1986）。筆者にも何例かの経験がある。ただ，左一側視床梗塞で言語・視覚両様式の記憶障害を生じる場合もある（博野ら，1987）。

非言語性（視覚性）健忘　Milnerの最初のデータでは右側頭葉切除で非言語性記憶が低下することは触れられていないが，その後，Kimura，さらにMilnerは右側頭葉損傷では言語性記憶は低下しないが，視覚性記憶が低下することを明らかにした（Kimura, 1963；Milner, 1968 a）。この事実もその後の研究で原則的に確認されている（Cutting et al, 1978；Novelly et al, 1984）。

視床の右一側損傷で非言語性記憶障害のみが生じるかどうかは明らかでない。生じるとする報告もある（Speedie et al, 1983）が，報告例が少ないことに注意しなければならない。

一般的にいえることは，一側性障害で生じる様式特異性記憶障害では，日常行動面に支障をきたすような強い生活的な記憶障害には至らないことである。そのような強い健忘の報告も確かにあるが（視床では秋口ら，1983；側頭葉では田中ら，1994）どちらかといえば稀である。多くの例では能力低下をテストで確認する場合が多い。

C. 前頭葉損傷と健忘

　前頭葉損傷が健忘を生じるかどうかについてはさまざまな議論があるが，日常生活に影響を及ぼすようなはっきりした健忘はまず間違いなく生じない。前頭葉の中でも眼窩部皮質障害と記憶障害の関連がもっともあいまいな点であることは先に述べたが，両側眼窩部白質損傷でも同様の結論が引き出されている。障害はもっと微妙で，記憶機能の正常な遂行に関与するさまざまな制御機能の障害（Stuss et al, 1982）と考えるべきである。あるいは複数の記憶項目の組織化の障害（鹿島ら，1999）という仮説もある。

　しかし，最近の機能画像研究は（健常成人が被検者であることがほとんどだが）各種記憶課題でさまざまな前頭葉領域が賦活されることを明らかにしている。この点は無視できないので，臨床的にはどのような記憶関連症状が認められるかをまとめておく。

1) 自伝的記憶の障害

　Baddeleyらは（1988）両側前頭葉損傷（CTによる確認で，詳細は記載なし）患者で，はっきりとした健忘を示した例を報告し，その特徴が自伝的記憶の障害と作話にあるとした。彼らの症例は過去の経験（自伝的記憶）を尋ねられると，かなり詳細に答えるが，同じことを次に聞くとまったく違う答を返してきたという。この障害は自伝的出来事に関して強く認められた。加えて，前頭葉性のいわゆる実行機能障害（executive disorder）が認められた。彼らはこの記憶障害を自伝的記憶の混濁（clouding）と注意の制御障害（管理障害）の組み合わせによる特殊な健忘症候群と解釈している。遠隔記憶の追想障害を前頭葉起源とみる類似の報告はその後もいくつかみられる（Kopelman, 1991など）が，なお幅広い承認を得るには至っていない。

2) 新近性識別の障害 (disturbance of recency discrimination)

　新近性という語は国語辞書にもない造語訳だが，この慣習にならう。継時的に与えられた複数刺激（単語あるいは絵）の順序を思い出す能力の障害である。与えた刺激の中から二つを選び，どちらがより後で（より最近に）現れたかを選択させるというテスト方法を取っているので，新近性識別（recency discrimination）あるいは新近性判断（recency judgement）と名づけられている（Milner, 1982；1985）。前頭葉損傷で障害される。

　左前頭葉損傷では単語系列の新近性判断が障害されるが，絵は障害されない。右前頭葉損傷では抽象画で障害がもっとも強く，写生画でも強く障害される。さらに単語でも，左半球ほど強くはないが障害される。つまり新近性判断は右前頭葉損傷で障害が強い（Milner, 1982）。Milnerらはその後，対象例を増やし，やはり同じ結果を確認している。そして前頭葉のうち，言語性課題の障害では背外側面中央部を責任領域と推定している。絵画課題では領域は特定されていない（Milner et al, 1991）。ただし，これらの検査は健常者でも70％の正答率しか得られない難しい課題であることは知っておいた方がよい。Milnerとは異なった課題による新近性判断検査でも，やはり前頭葉損傷での成績低下が報告されている（Shimamura et al, 1990）。

3) 発生源記憶 (source memory)

　出典記憶という訳語がよく使われているが，誤解を招きやすい。出来事の記憶には事実（内容）の記憶と，その事実が誰によって，あるいはどこで，あるいはどのような時間に生起したかという発生源についての記憶（source memory）が解離して障害されることが示されている（Schacter et al, 1984；Shimamura et al, 1987）。この発生源記憶障害は前頭葉損傷との関係が強いと考えられている（Janowsky et al, 1989）。また老化によっても障害が出るようになる。発生源記憶は既述の文脈記憶の一種と考えることができる。

4) 語列挙能力（word fluency）

　左前頭葉切除（ただしブローカ野およびその周辺は残された）患者では失語は生じないが，一定時間内に与えられた条件に合う単語を出来る限り多く産生する能力が低下する。しかし右前頭葉切除では低下しない（Milner, 1964）。このことを最初に報告した Milner はサーストンの語列挙テスト（Thurstone's Word Fluency Test）にのっとり，二つの検査をやっている。一つは文字 S で始まる単語をできるだけたくさん書き出すことで，制限時間は5分間である。二つ目は文字 C で始まる4字綴りの単語をできるだけ多く書き出すことで，制限時間は4分である。Benton は同じことを口頭で行わせ（F, A, S で始まる単語。それぞれ制限時間1分），Milner の所見を確認している（Benton, 1968）。

　その後，この能力は verbal fluency という呼び名で定着している（しかし，fluency という用語は失語の臨床では fluency 対 non-fluency 概念の脈絡で用いられることが多いため，この fluency を流暢性と訳してしまうと混乱が生じる。語列挙能力と訳すのがもっとも誤解が少ない）。最近の一般的な方法では，語頭音と意味カテゴリーの二つ（語頭音はアで始まる単語，意味は動物の名前など）を用いることが多い。制限時間は1分である（Benson et al, 1996）。

　左前頭葉腫瘍で強い語列挙困難を示し，術後この困難が改善したという症例が報告されている（鈴木，1996）。しかし，多数症例を扱った研究では前頭葉損傷との関係は明らかだが，左右差ははっきりしなかったという報告もある（斎藤ら，1992）。

　この症状の発生機序の一つに単語の意味記憶プールへのアクセス障害が考えられる。これは意味記憶想起メカニズムの脈絡でとらえることが可能である。

5) 作業記憶（working memory）

　作業記憶は動物実験や機能画像研究などでは，前頭前野背外側部との関

係が強いと考えられている。前章でも述べたが作業記憶は記憶とは称するものの，生活記憶よりはむしろ，意識や注意や概念操作など現在進行性の認知過程との機能的関連性が強いと考えられるので本書ではその詳細には立ち入らない。

6) 予定記憶 (prospective memory)

予定記憶（第1章参照）も前頭葉病巣との関係が議論されている。Shalliceらは3例の外傷性前頭前野損傷患者で，あらかじめ予定した行為（たとえば，いくつかの買い物をすること，一定時間後に指定場所に立ち寄ることなど）が，干渉課題をやらされた後では，できなくなってしまうこと，すなわち予定記憶が障害されることを報告している（Shallice et al, 1991）。両側前頭葉梗塞後に強い予定記憶障害を示した症例も報告されている（Cockburn et al, 1995）。わが国では仲秋が類似の結果を報告している（仲秋, 1999）。

7) 記憶依存行動 (memory dependent behavior)

妙な名前だが，こう呼ぶのがもっとも適当な症状がある。筆者の経験した両側前頭前野の広範損傷例（自動車事故による頭部外傷）は運動，言語，記憶など日常行動に大きな障害はなく，妻がやっている日常雑貨店の留守番くらいなら可能で，商品の受け渡し，金銭の受け渡しもできる。しかし，毎日出勤する（退職してかなりになる。職場へ着いて誰かと挨拶すればそれで満足して帰ってくる），試合予定を見ずに野球場へ野球を見に出かける（ゲームがなければそれで満足して帰ってくる），花に水をやる（雨が降っていてもやる）などの習慣的な行動をする。

これは常同行動に属する行動異常だが，一日の実行回数が少ないことと，かなり複雑な行動である点が特徴である。たとえば本例は元勤務先や野球場からの帰途，雨にあうとコースを変え，アーケードのある道を選んで帰ってくるという。定型的な発語の繰り返し（verbal stereotype）や，定型的な運動の繰り返し（manual stereotype）など運動水準の常同性と

は水準がはっきり異なっている。喚起された過去の記憶が行動計画を支配し，現在の状況や未来の予測が行動を制御できない状態と考えられる。

前頭葉萎縮が特徴であるピック病では，このタイプの障害と考えられるものに，毎日同じおかずを作る，毎日同じ時間に同じコースを散歩するなど時刻表的行動と呼ばれている症状や，毎日同じルートを歩き回る周回行動などが知られている（Tanabe et al, 1999；田辺，2000）。これも記憶依存行動と呼べるであろう。

一方，同じ前頭葉病変によってみられる環境依存症候群（environment dependency syndrome）では，相手の行動をなんとなく模倣してしまったり（模倣行動 imitation behavior），目の前にある道具をなんとなく使用してしまったり（利用行動 utilization behavior）など，状況（環境）が行動誘発に強い影響力を発揮する（Lhermitte et al, 1986 a, b）。状況に支配されない記憶依存症候群と，状況が支配する環境依存症候群はきわめて対照的であるが，どちらも現実の状況に行動を適応させることができない点で共通する。

8) 単語リストの記憶障害

Stussら は（1997）前頭葉損傷で，明らかな単語リストの学習（California Auditory Learning Test）障害が見られたとし，前頭葉健忘なるものは存在しないが，特定の前頭葉領域の機能と関係する，特定の処理障害による前頭葉性の記憶障害は存在すると主張している。Shimamuraも前頭葉損傷患者には単語対の記憶障害がみられたと報告している（Shimamura, 2002）。

しかしこれらの特殊な記憶課題の障害が，生活記憶という大きな脈絡の中でどんな意味を持つのかはなお不明である。

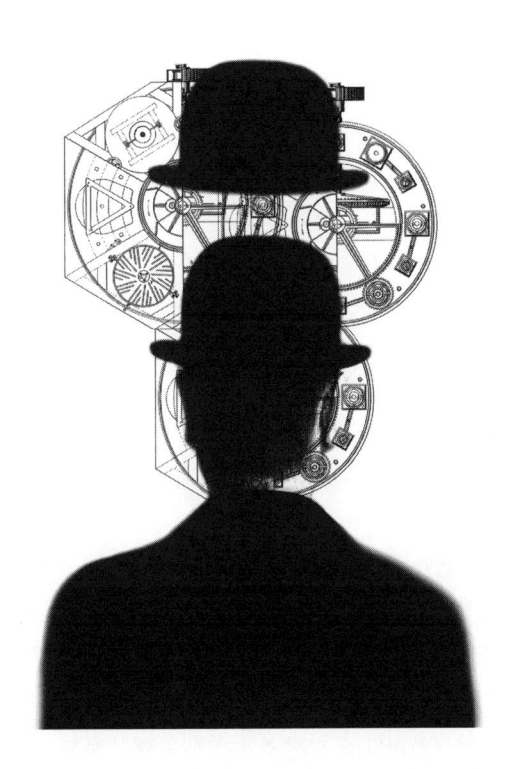

第3章
意味記憶の障害

A. 意味記憶の特徴

　意味記憶には二つの特徴がある。まず，意味記憶は情報処理様式を超えた経験である。意味は一つの感覚様式のみでは生み出されない。ある感覚様式に成立した心理表象を他の感覚様式に成立した心理表象と重ね合わせることによってはじめて生み出される。

　たとえば，日本語の音韻系列「ハ・ナ」はそれだけでは意味を持たない。ただの音系列である。動物や人の顔面の真中に位置して，少し隆起し，下には二つの穴が開いているものという区切られた視覚イメージを重ね合わせて初めて，「鼻」になる。しかも，この重ね合わせの土台になるイメージは一つでは駄目で，いくつものイメージを重ね合わせないといけない。具体的なある一人の人の鼻のイメージというより，抽象的なイメージなのである。あるいは木や草の緑や茶褐色の中で，はなやかに目立つ柔らかで，落ちやすい，ちょっと目立つ匂いを放っている部分のイメージと重ね合わせて初めて「花」になる。鼻のイメージを重ね合わせているだけでは，視覚性形態のイメージは抽象化できるが，音韻系列「ハ・ナ」と重ね合わさないと意味は出ない。

　この事実はヘレン・ケラーの自伝を読むとよく分かる。彼女は目も見えず，音も聞こえなくなっていたが，触覚はしっかりしていたので，水道の水と，川の水と，飲む水とを区別はしていたであろう。冷たい水，温かい水，熱い水も区別をしていたであろう。しかし，それらがすべて同じwater（水）という触覚性文字系列と結び付けることができる，共通の性質を持った物質であるという洞察は生まれてこなかったのである。我慢強いサリバン先生からwaterという文字系列を繰り返し，繰り返し皮膚に与えられ，その不思議な触覚パターンと，具体的に皮膚に感じている，あるいは喉に感じている水とが同じものを表しているという洞察が生まれて，初めて水の意味を知ることができた。というか，「水」という概念を

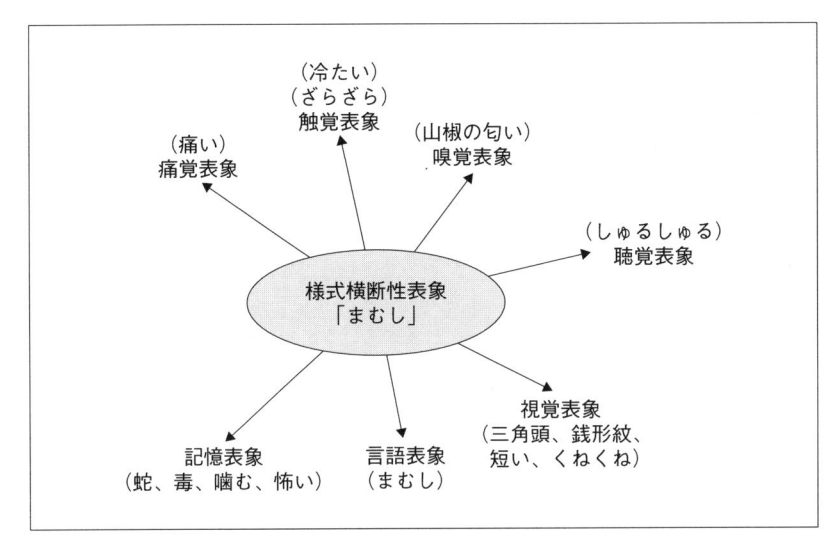

図16 様式横断性表象の成立

発見した。この洞察はwaterという不思議な線の触覚表象と、「水」という自然な触覚表象が重ねあわされることによって初めて生成した。つまり、二つ以上の、処理様式の異なった表象、言い換えれば、表象のされ方が異なる二つ以上の心理表象が重ねあわされることによって「水」の意味がヘレンケラーの心に立ち上がったのである。

ここで、まむしを材料にその辺の事情を図に示す（図16）。言語性聴覚表象（音韻）や言語性視覚表象（文字）など、人間のみが約束事に従って作り出す人為的な感覚情報のシステム（つまり言語記号の情報）もいったん出来上がってしまえば、自然な聴覚情報、視覚情報、触覚情報などとは独立の、新しい情報処理様式と考えられる。それは、人類が作り出した、それまでの五感処理に使われてきた処理様式とは異質の処理様式で、知覚表象を何かそれとはまったく関係のない記号表象で置き換える処理様式である。そう考えると、意味は異なった様式情報の重ね合わせによって成立する現象と考えることができる。つまり一つの様式情報に異種の様式情報が加わらなければ意味は成立しない。

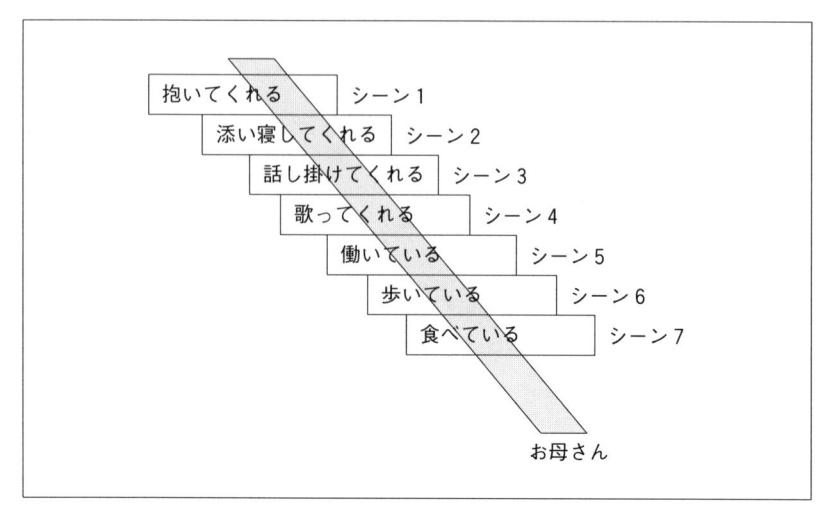

```
                抱いてくれる    シーン1
                  添い寝してくれる  シーン2
                    話し掛けてくれる  シーン3
                      歌ってくれる    シーン4
                        働いている    シーン5
                          歩いている    シーン6
                            食べている    シーン7

                                    お母さん
```

図17 経験縦断性表象の成立の例。 具体的なお母さんとの様々な出会いの重なりから、「お母さん」という共通表象が形成される。

　言い方を変えれば，意味は通常の感覚処理段階とは処理の性質が異なる段階で初めて出現する。単一様式内での感覚処理は外界現象に密着した具体的な処理であるが，具体的な処理によって抜き出された情報（1次的処理）が，性質の異なる様式情報と重ね合わされるとき（2次的処理）に意味が出現する。目の前に出された白いかたまりはそれだけでは視覚表象である。それだけである。このかたまりを持とうとすると，たちまち形が崩れて粉がさらさらと指からこぼれ落ちる。このさらさらこぼれる触覚表象と白い視覚形態が結ばれると，今まで経験しなかったある新しい経験が生み出される。これが意味である。視覚形態が触感を喚起し，触感はまた視覚形態を喚起する。白い形態を見るだけで，触感が喚起され，触るだけで形態が喚起される。この相互関係の中に意味が成立する。

　二つ目の特徴として，意味記憶は類似表象の重ね合わせから抜き出された抽象イメージであって，決して知覚イメージそのものではないという点が挙げられる。客体の属性である固いという性質や，柔らかいという性質は1回限りの経験では生成しない。石や鉄やコンクリートに何回も触った

経験の中から共通属性として固いという共通表象が抜き出される。一人の人間に1回だけ出会っても人間の意味は取り出せない。さまざまな人間に何度も出会うことで，大きさの差や性の差や声の差や服装の差などを超えた，共通の属性が抜き出され，「ニンゲン」という共通表象が生成される。これは様式横断性表象に対して経験縦断性表象と呼べよう（図17）。このような概念の鋳型のようなものが作り出されることで，区別や比較が可能となる。言い換えれば心の整理が可能となる。すなわち意味が生成する。

その意味をもっとも分かりやすいかたちでまとめ上げてくれるのが言葉という記号系である。その基本単位が単語である。白い形態とさらさらした感触の結合にコナという音を貼り付けることで，この関係はさらに分かりやすくなる。いったん，単語という意味経験が成立すると，この単位をつなぎ合わせることで新しい意味経験を作り出すことが可能になる。単語を一定の法則（人為的な約束事）につなげることにより一つの単語では表せない新しい意味が作り出される。さらにこの複合的な意味に新しい名前を与えることで，さらにその単語がより複雑な意味生成の基礎を準備する。

B. 単語の意味記憶の障害

一つの語は，まとまった音韻形式つまり名前と，その名前の内容である複合的心理表象，つまり意味システムが結合したものである。この二つがしっかりした構造を作ることで，単語の意味が成立する。失語症ではこの単語の意味記憶（語義）が不安定になる。その症状がもっとも顕著に現れるのがいわゆる語義失語である（井村, 1943；Sasanuma et al, 1975；松原ら, 1984；伊藤ら, 1990；田辺ら, 1992；池田ら, 1995；中川ら, 1996）。ある典型的な患者と筆者とのやりとりを引用しよう。

言葉が言えないの？

「コトバって？」
赤鉛筆はどれ？（赤鉛筆と時計を提示）
「アカエンピツって？」
時計は？
「ダレも分からへん。なんにも出てくれへん。これがトケイ？」
（赤鉛筆を指す）
名前を書いて。
「ナマエってどういうふうに書くもん？」
じゃ，住所書いて。
「ジュウショってどういうことするん？」
じゃ番地は？
「バンチっていうたらどういうこと？」
どの辺？　何丁目何番地？
「ナンバンチって？」
家はどこですか？
「イエって？」

　この場合，この人は筆者の質問から，聞かれている単語，要求されている単語を正確に拾い出してはいるが，その単語が意味を喚起することはない。名前（音韻部分）の処理は可能だが，その名前の内容（意味部分）が失われている。名前が記号としての，あるいは何かほかの心理表象の代表としての働きを失い，名前だけが空転している状態である。ところで，語義失語ではそれが失語と呼ばれる段階にある限り，名前の相手である心理表象（内容）そのものは保存される。Aさんも時計がどういうものであるかはちゃんと理解しており，鉛筆もそれが何であるかを理解していた。しかし，実物の時計はトケイという名前を喚起せず，トケイという名前は時計の概念表象を喚起しない。
　語の意味システムは視覚，聴覚，触覚，味覚，嗅覚など知覚表象を横断して成立する複合表象と，いったん成立した言語という人類に特有な情報

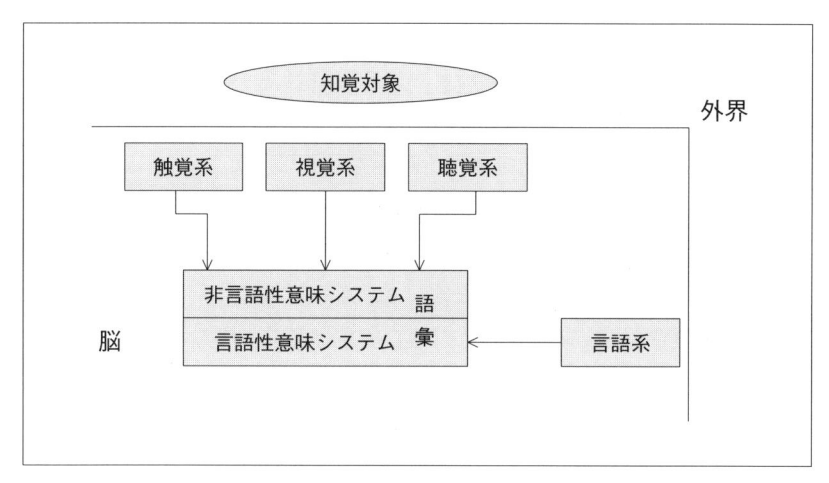

図18 語彙の成立
(山鳥, 2001)

処理様式から供給される情報（言語情報）の2種から成り立っている。前者は非言語性の意味システムを形成し，後者は言語性意味システムを形成する。このことを図に示す（図18。山鳥，2001）。

非言語性意味システムは一つの感覚様式内では成立しがたく，同じ対象についての他様式の知覚表象と結びついて初めて機能する。たとえば連合型視覚失認では視覚対象の形態特徴を完全に把握できることがある（正しくコピーできる）。しかしその形態の意味を喚起できない。ところが同じ対象の他の知覚表象（聴覚表象など）が喚起できると，たちまち意味が喚起される。聴覚失認では逆の現象がみられる。聴覚性にとらえた対象は意味を喚起しないが，同じ対象が視覚的に与えられるとただちにそれが何であるかを理解する。すなわち意味は様式特異的な知覚形態成立の段階では成立せず，いくつかの様式をまとめた，様式横断性の情報として組織されている。

言語も通常の知覚様式とは別の，特異な認知様式を形成する。たとえば，色名理解障害があり，色名を実際の色と対応させられず，また，実際に赤をみせてもその名前が喚起できない患者が，黄色い色をした果物の名

を聞かれると，バナナと答え，赤い色をしたものを聞かれてリンゴと答えることができる場合がある。名前から色知覚情報（意味）は喚起できないが，言語様式内だけなら，つまり言語情報としてなら，色の情報は把持されている。この質問が実際の黄色，赤色を喚起したかどうかはさておいて，黄色→バナナ，赤色→リンゴと言語的には連想が働くのである。言語は言語内だけで概念を構築できるという特性を持っている。われわれは実物を知らなくても，辞書や文献だけから，あるモノについての概念を構築できる。知覚情報として獲得された複合表象は名前を付与されることで，この言語性認知様式に組み込まれ，意味システムは飛躍的に大きくなる。

　たとえば，「熟れた食べごろのリンゴ」という複合表象は視覚表象（形・色），体性感覚表象（形・表皮の感触・温度感覚・歯ざわり），味覚表象，聴覚表象（嚙むときの音・皮をむく音）など多様な感覚様式の統合イメージとして成立するが，これにさらに「リンゴ」という音韻形式が加えられることで，この概念は一挙に拡大する。リンゴは秋に実る，青森県が産地として有名である，リンゴは林檎と書く，リンゴは英語ではappleと呼ばれる，などなど。人によっては「リンゴの歌」が喚起され，あるいはアダムとイブの物語が喚起されるかもしれない。さらに人によってはアップルパイやリンゴジュースのイメージが喚起されよう。

　リンゴという言語形式を媒介に名前につらなる多様な情報が重ね合わせられて意味が厚みを増す。この図をもとに語義失語を考えると，語義失語では非言語性意味システムは壊れていないが，名前からモノの意味へアクセスができなくなり，さらに言語性意味システムも崩れた状態と考えられる（三浦ら，2000）。

　意味の成立にはもう一つ重要な契機がある。意味カテゴリーである。多くの単語は決してばらばらに記憶されているわけではない。その意味内容に合わせ多かれ少なかれ秩序づけられている。つまり分類（カテゴリー化）されている。この分類の一部は大脳の機能処理の仕組みと結びついていることが少しずつ明らかになっている。

語彙処理のカテゴリー差と大脳の関係については呼称能力を土台にした仕事が多いが，語彙理解障害についても少しずつ整理が始まっている。現在までに報告されたカテゴリー選択的な理解障害は文字名，身体部位名，家屋部位名，屋内物品名，色名，操作可能物品名，生物名，動作動詞，数詞，動物名，果物名，野菜名など多様である。このうち，古くから注目されて理解が進んでいる色彩名と，著者らの経験に基づく身体部位名，さらに家屋部位・家具名などについて整理する（山鳥，1997 a）。

1） 色彩名

色彩に限局した語彙群の意味理解障害（意味記憶障害）は範疇特異的色名失語（category-specific color aphasia）として知られている（De Vreese, 1988）。言語-知覚課題，すなわち色彩名を与えても正しい色彩を選び出すことができず，知覚-言語課題，すなわち色彩を与えても，正しい名前を喚起できない。また，言語-言語課題，すなわち，言語的に手がかりを与えても，正しい色彩名を喚起できない。たとえば，「バナナは何色？」と聞かれても，「黄色」という名称を喚起できない（Netley, 1974）。しかし，色彩知覚障害ではないので，知覚-知覚課題，つまり色相の類似した色を分類したり，同じ色を選択したりする課題では異常を示さない。左大脳半球後方外側面病巣，あるいは左後頭葉病巣で報告がある。

色彩失認と分類されている中にも色名失語が混じっている可能性がある。Goldsteinの著書（1948）に記載のある症例14がそうである。原著論文として1924年に発表されたものである。この例は健忘失語で，多くの物品の名前を喚起できなかったが，正しい名前を教えられると，ただちに「あ，それ」と再認・確認することができた。つまり単語はその意味とともにしっかりと記憶されているが，その名前を想起できない。しかし，色彩名に限っては様子が違っていた。患者は色彩を見せられても正しい色彩名を喚起できなかった。「彼に，さまざまな毛糸の色の名前を言ってもらったが，ごくたまにしか正しい名前が言えず，言えたとしてもかなり躊躇した後であった。しかもその名が正しいかどうかについてまったく自信が

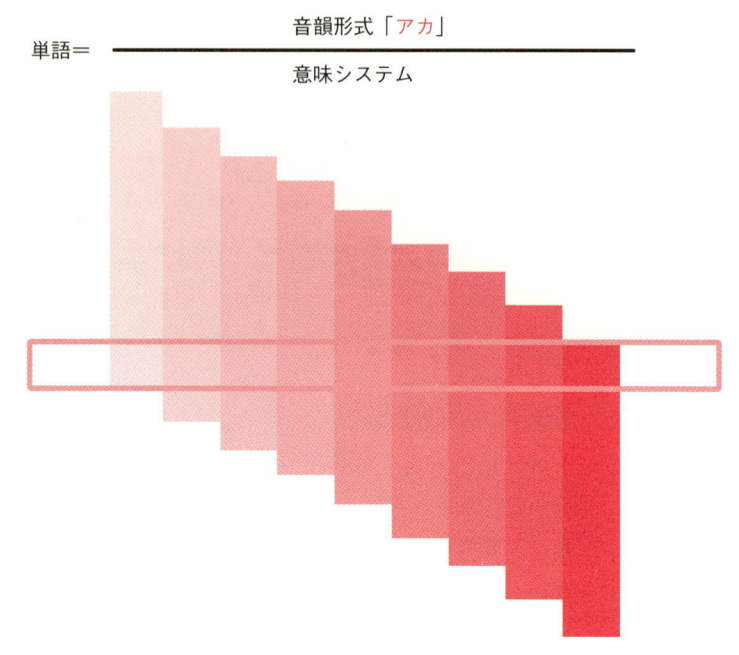

$$\text{単語} = \frac{\text{音韻形式「アカ」}}{\text{意味システム}}$$

図 19 「アカ」という色名のカテゴリー

ないようであった。時に間違った名前を言ったが，むしろまれで，たいていは黙り込んでしまった。当て推量で名前を言うことはなかった。ニュアンスのある色を見せられると，しばしば，『さくらんぼのような赤』，『オレンジのような色』，『勿忘草みたいな色』などと表現した」。

　呼称できない色糸について，いくつかの名前を与えても，間違った色糸を選択しないけれども，正しい色糸も選択できなかった。この患者はしばしば聞かされた名前を，知らない言葉のように繰り返した。低い声で何度も何度も繰り返した。そして，また色糸の束を眺めた。彼にとって与えられた名前は意味のない音声連鎖のようであった。非常によく知られたモノの色，たとえばスミレ，さくらんぼ，ケシなどの色を尋ねても答えられなかった。しかし，モノの名を与えられると，そのモノの色を喚起できた。すなわち，さくらんぼと聞けば，さくらんぼに近い色紙を選ぶことができ

B. 単語の意味記憶の障害　91

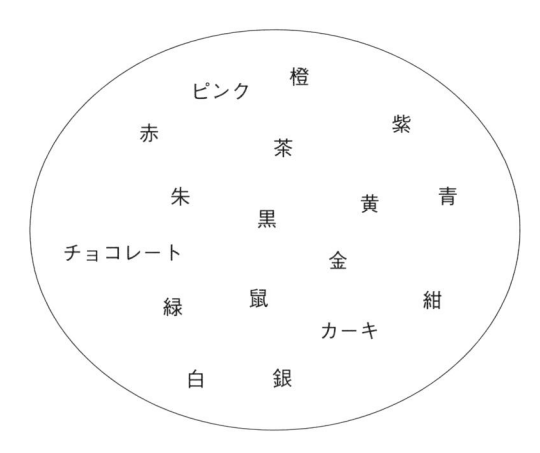

```
        ピンク   橙
   赤         茶       紫
      朱          黄    青
           黒
チョコレート    金
        緑   鼠      紺
             カーキ
          白   銀
```

図20　色彩名のカテゴリー

た。しかし，その色名は喚起できなかった。彼は色名を羅列することもできた。つまり，色名自体が扱えないわけではないし，色名が引き出せないわけでもなかった。色彩知覚能力も色々調べたがまったく問題がなかった。同じ系統の色で，わずかに色相が違うだけでも正確に区別できた。

　まだあるが，これだけでもおおよその病態が想像できるであろう。われわれはある色彩にアカならアカと名前をつける時，その色彩の細かい色調や濃淡や明暗などの細かいニュアンスは無視して，その色が属しているある1群の色彩群（類似表象群）に対して名前を与える。つまり，具体的な知覚としてはかなり異なった色について，そのどれに対しても一般的な名前アカを与える。アカ関連の色彩群がアカという名前でまとめられるのである。これは色のカテゴリー化の第1段階といえる（図19）。
このようにして色彩群にさまざまな名前が与えられ，色彩についての1群の名称が成立する。この名称群は色名という次の段階のカテゴリーを作り上げる（図20）。カテゴリー化の第2段階である。

　このような大脳の機能に内在する必然的な対象分類の働きをGoldsteinは範疇的態度（categorical　attitude）あるいは抽象的態度（abstract attitude）と名づけている。態度というと意識的，心理的な働きに思えるが，Goldsteinの意図はもっと生理学的なレベルの働きを摘出することに

ある。範疇的態度というより，範疇化機能，あるいは抽象化機能と理解する方が適切である。この患者は色名をあるカテゴリー（たとえば赤。ピンクから朱色まで，さまざまなニュアンスの色が属する1群）を代表する記号として用いることができなくなっている，というのがGoldsteinの解釈である。実際，固有名詞を別にすれば，モノの名前はその内容に多くの心理表象を含んでいる。つまり個別の知覚表象に名が与えられるのでなく，多数の知覚表象から心が抽出する共通属性に対して名前が与えられている。とすると，名前をつけるという行為は，それ自体きわめて抽象的な働きであることが理解できる。いったん名前が与えられると，類似の性質をいちいち点検し，区別し，またまとめるという面倒くささは省略される。名前が，抽象化した心理表象を安定化し維持してくれるのである。さらに，この働きは名前一般の働きではあるものの，色なら色を範疇（カテゴリー）化する時に，特異的にも必要となる。色彩表象を具体的感覚属性から切り離して，類似の色を共通の名で括る段階では，色に特異的な範疇化機能が働くはずである。この場合，もし第1次のカテゴリー化が障害されれば，当然その上に積み上げられる第2次のカテゴリー化も障害されるであろう。

　こう考えると，名前を離れて意味はなく，名前の相手方たる心理表象を離れても意味はない，という名前と意味の生きた関係がよく理解できるであろう。一つの名前が代表する，あるいは一つの名前が括りだす心理表象は決して具体的知覚表象でなく，複数の知覚表象から抽出されるものであり，名前という結び目がなくては維持できない特別な心理表象である。

2） 家具・建物部分などの名

　家具・建物部分に関する一群の名前が意味を失う場合である。筆者らが最初に経験した例はその態度が上記Goldsteinの症例14と著しく類似していた（Yamadori et al, 1973）。

　この例の行動を筆者が以前まとめた記述から少し引用する（山鳥，1985 b）。

この例を一応Ｃさんと呼ぶ。Ｃさんに「デスクはどれですか」と尋ねる。そうすると，彼は「デスク？　デスク？」と繰り返しながら，机の一つに近づいて，「これがデスクですか？」と反問する。こちらが「なぜそんなことを聞くのですかと」尋ねると。彼は「私の使い慣れた机とまるで違うので自信がないのです」と答えるのである。あるいは，「ベッドはどれですか」と尋ねたときはやはりしばらく考え込んでから，自分のベッドのシーツを摑んで「これはシーツです」と言う。さらに「ベッドは？」と追求すると，シーツの掛けてない空きベッドへ歩いてゆき，やはり暫く考え込んでから，マットを指して「これマットですね？　このマットをはずしてもやっぱりベッドと言うんですか？」と尋ねてきた。

　Ｃさんの理解への筋道も大変示唆に富んでいた。たとえば，椅子（chair）はどれか尋ねると，「To sit on a chair」と口に出し，その後正しく椅子を指差した。あるいはドアを指差させると，「You open and close the door」とつぶやいてからドアを正しく指差した。いきなりチェア，いきなりドアでは意味が喚起できないのである。

　Ｃさんがデスクという単語を聞いてベッドサイドの机を指差せないのは，デスクという音韻記号が喚起するイメージが自分が入院前に働いていた職場の机という，きわめて具体的な知覚表象であり，そのイメージと眼前の机のイメージが同じでないため，眼前の机にデスクという名称を与えることができないためである。ベッドも同じで，人がその上に横たわるモノ，という機能的で一般的な心理表象にベッドという音韻記号を結びつけることができず，ベッドという音韻を眼前の刺激から喚起される具体的視覚表象とのみ結びつけようとして，自信を失うのである。まったく同じことが椅子についても言える。この場合，チェアという孤立した音韻記号だけからではＣさんは「人がその上に坐るモノ」という心理表象を喚起できない。そのため目の前の椅子を指差すことができない。彼が思い浮かべることができるのはおそらく会社で自分が坐っていた椅子であり，家にある自分の椅子である。つまり具体的な特定の椅子である。

しかし，チェアから To sit on a chair という脈絡を持った言語表現を引き出すことができると，坐るものという概念表象が喚起され，その表象が目の前の椅子にもあてはまることを理解して，指示に成功する．この場合も色名の場合と同じように，名前の本質的機能である，あるカテゴリーを代表するという働きが失われ，名前の意味が不安定化したと考えることができる．この場合，デスクとかチェアといった個別の名前の意味が理解できないのは，アカが理解できないのと同じように第1水準のカテゴリー化機能の障害であり，家具名が全体として理解できないのは，色名すべてに障害がおよんだのと同じように，第2水準のカテゴリー化の障害である．このような家具に関する名前の理解が選択的に侵される症例は，まれではあるがその後も報告があり，これらの名称群が一つの機能的なまとまりをなして組織化されている可能性を示唆している（藤森ら，1993）．

3) 身体部位名

身体部位についての意味もあきらかに一つのカテゴリーを形成している．そのことは身体部位名の理解だけが選択的に障害される場合が存在することからも明らかであろう．失語の患者では時折見受けられる．面白いことに身体部位名の理解障害は屋内部位名の理解障害と組み合わさって観察されることもある（Yamadori et al, 1973，藤森ら，1993）が，身体部位名の理解だけが独立に障害される場合もある（Suzuki et al, 1997）．

たとえば，最近筆者が診察したある男性患者の例をあげてみよう．この人は左中大脳動脈領域の広範な梗塞があり，言葉がうまく話せない．そのこともあって通常は寡黙にしているが，診察などで話しかけると，そのうち調子が出てきて発語が増加してくる．この時の発語は聞き取れる常套的な表現（分からないとか，そうですね，とか，ちがったかな，すみませんなど）と，どうしても聞き取れない言葉の連続（ジャルゴン）の混合であり，大きくは流暢性失語，それもウエルニッケ失語に属する．会話の理解もかなり悪い．

しかし，目の前に7個から10個の日常物品を並べ，名前をあげて（メ

ガネはどれですか？　など）選んでもらうと躊躇なく，正しいものを選ぶことができる。前項にあげた，屋内関連物品名にしても，カベ，テンジョウ，ユカ，マド，イス，ツクエなど名前を聞かされると，すぐにその部位を指すことができる。ところが，身体部位名になると様相が一変する。ハナと聞いて，口のあたりを指差す。クビと聞いて，なんとなく肩のあたりへ手をやる。ミミと聞くと，また口のあたりを指差す。自分の身体は見えないからかもしれないので，筆者の顔を突き出して，触ってもらう。事情はまったく同じで，クチと聞くと，あれ？　どっちかな，などと低い声で明瞭につぶやきながら，ハナとクチを交互に触る。決められないのである。指も同じで，オヤユビとコユビの区別がつかない。オヤユビと言われて，コユビを立てたり，コユビと言われてオヤユビをたてたりする。クチならクチという，音韻形式（名前）が顔あるいは顔周辺に属することは分かっているが，どの部分であるか分からない。オヤユビが手の5本の指のどれかであることは分かっているが，どれであるかが正確に分からなくなっている。

　おそらく，身体部位名も脳内で一つのカテゴリーを作っているのであろうと想像される。身体部位名理解障害でよく知られているものにゲルストマン（Gerstmann）症候群がある。ゲルストマン症候群は失算，失書，左右失認，手指失認から成り立つ症候群である。この四つの性質の異なる症状がどうしてまとまった形で出現するのか，いささか不思議で，断続的に議論が続いている。それはさておき，ゲルストマン症候群と診断されてきた症例で，手指失認と診断されたものの中には，実は失認ではなくて，手指名失語が混じっていることがある。つまり，指の名前が正しく言えず，かつ指の名前を言われてもその指をさせないが，指自体が何であるかが分かっている場合である。

　指は手の先で5本に分離している部分だが，あくまで手の一部で，それぞれの指が独立に存在するわけではない。部分に名前を与えるには，その部分の全体との関係が理解できていなければならない。手に対するそれぞれの指の関係，手の身体に対する関係が分かっていなくてはならない。そ

して，この関係は色や建築構造のように外にあるのではなく，自分の中で作られる。情報は間断なく，体性感覚情報として，触覚から，温度覚から，痛覚から，あるいは関節位置覚から，筋の運動感覚から，さらには自己と対象との関係についての視空間情報として，あるいは運動の結果のフィードバック情報として，脳に伝達されている。この体性感覚情報，視空間情報，運動情報などの集合が身体表象を作り上げ，その部分である身体部位表象を作り上げる。このように独特な神経基盤を持つものが身体部位表象である。対象は外にあるのではなく，外にも見えてはいるが，根本的には内にあるのである。身体部位名の選択的理解障害は，このような特殊な身体表象を名前で括るという特別な範疇化機能系に支障をきたした状態と考えられる。

C. 図像の意味の理解障害

意味記憶の選択的障害の最初の症例は Warrington（1975）によって報告された。Warrington は 3 例の連合型視覚失認と思われる症例の対象認知能力について詳細な検討を行い，これらの患者の認知障害は，視覚失認（すなわち，視覚対象の形が分からない）ではなく，知覚はしているが，知覚したものの意味が分からなくなっている（すなわち意味記憶が失われている）ことにあると解釈している。ただし，それは視覚だけに限局した意味障害，つまり，見たものだけがなんだか分からなくなっている状態だというのである。

Warrington の研究方法は患者に動物なら動物の絵を示し，動物であるかどうか，イギリスにいるかどうか，大きいか小さいかなどの特徴を二者択一の方法で選択させ，その絵についての知識を探るというものである。これら 3 例は上位概念は正答するものの，個別属性については正答できなかった。たとえばウサギの絵をみて，それが動物と分かっても，ウサギであるとは分からなかった。視覚形態についての意味の階層構造が障害され

たのではないか，というのが彼女の解釈である。語彙（lexicon）と同じように，形態の意味記憶にも形態意味の語彙ともいうべき図形記号（iconocon）が整理した形で存在すると考えるのである。ところでこの3例の患者は語彙理解も障害されており，語彙の意味も失われていた。ただし，lexicon と iconocon は別々に障害されており，意味はそれぞれ言語および視覚の様式別に貯蔵され，別々に障害されうるとしている。

筆者はすでに述べた通り，意味は感覚様式を超え，個別の様式情報が統一される段階でないと成立しないのではないかと考えている。その考えからすると，ここで失われているとされる視覚様式限局性の意味記憶と呼ばれているものが，真の意味での意味記憶なのかどうか怪しいところがある。意味記憶障害というより，知覚性形態記憶障害（ウサギの耳が長かったかどうか覚えていない）と考えるべきではないのだろうか。

D. 実物の意味記憶の障害

1） 操作可能な物品（道具）の意味記憶の障害

語の意味記憶でなく，モノ自体の意味記憶の障害である。われわれが扱う日常物品についての概念自体が失われるということはきわめてまれなことではあるが，脳損傷部位によっては実際に起こりうる。たとえば，視覚失認では物品が視覚的に同定できない。しかし，視覚を迂回すればその物品を同定することができる。つまり，手で操作したり（触覚経由），その物品がたてる音を聞くと（聴覚経由），たちまち何であるか，同定できる。そろばんを見てもそろばんとは分からないが，触るとそうと分かるし，がちゃがちゃ鳴らされてもそうと分かる。

前項に述べた失語の場合は，名前を耳から聞かされても分からないが，モノ自体が何であるかは分かっている。失語だから往々にして，名前を聞かされて分からないだけでなく，見せられてもその名前が出ないかもしれない。しかし，実際にそのモノが何であるかはちゃんと分かっている。そ

の証拠にその物品を正しく使うこともできるし，実際に使わなくても，どんな風に使うのかを身振り手振りで示すことができる。あるいは間違いまじりの言語であっても，それが何であるか，ある程度説明することもできる。観念失行と呼ばれる病態では実物が正しく使用できないことがある。鋏を持たされても，どうして使うか分からず，呆然としていたりする。あるいは，歯ブラシを持たされても，どう使ってよいか使い方が分からず，頬のあたりをいたずらにこすっていたりすることもある。しかし，この場合も手に持たされているものが何であるかは口頭で説明することができ，どんな時に用いるものであるかも理解している。にもかかわらず，実際には使えない。

したがって，失認，失語，失行のいずれによる物品理解障害も，ある入力のみ（失認の場合は特定の感覚様式経由の入力で，失語の場合は言語性入力）に限定した同定障害，あるいはある出力のみに限定した障害（観念失行の場合は操作という出力。言語説明という出力は保存）であって，当該物品の意味自体は侵されていないのが特徴である。

ところが，そのモノ自体の意味が分からなくなる場合がある。たとえば筆者が最初に経験した症例（山鳥，1988 b；1996 b）を引用する。

44 歳左利き主婦。交通事故による頭蓋底開放骨折および脳挫傷後遺症。対象認知に障害があり，食品，日常生活用品などのなかにまるで理解できないものがあった。たとえば，鍵を見せられても何か分からず，従って呼称も叙述もできない。手にとっても何か分からず，「カギ」だと教えられても，カギとは復唱できるが，意味を理解しない。しかし，その形態知覚は正常で，正確に形を模写することができた。

つまり，この鍵の理解障害は鍵という物品の概念表象自体の消滅，あるいは不安定化によると考えざるを得ない状態である。形はコピーできる点からみて正しく受容されている。名前の音韻形式も復唱に問題がない点からみて正しく受容されている。しかし，触っても，眺めても，なんである

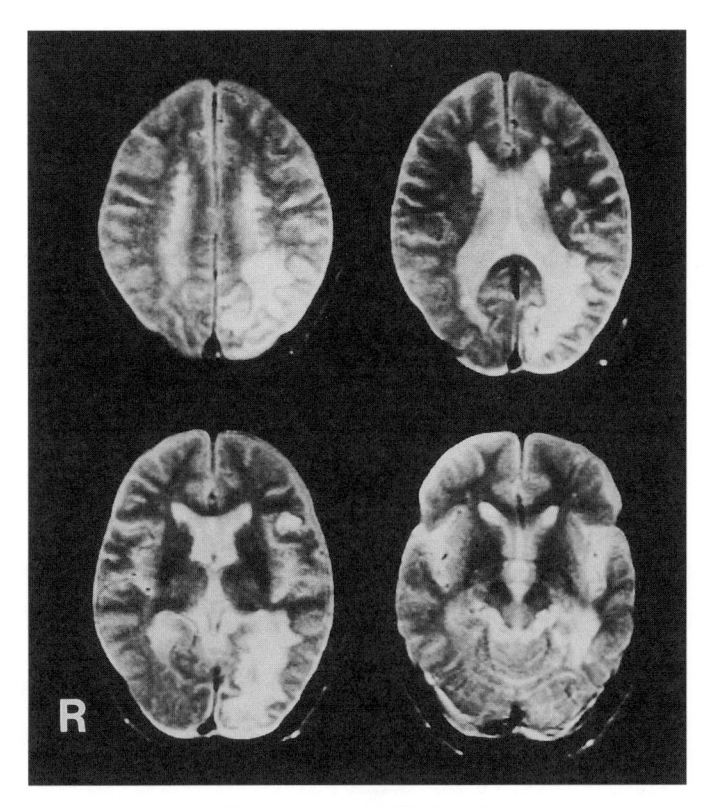

図21　Y. K. の病巣（MRI）

か分からない。説明もできないし，使用の身振りもできない。視覚的に分からないだけでなく，触覚的にも，言語的にも分からない。障害は特定の情報処理様式を超えた水準にある。この例は外傷であり，正確な病巣分布は不明であった。CTでは右後頭葉および右側頭葉底面にかけて低吸収領域が認められた。この数年後に経験した第2例（Y. K.）は，MRIによって，左後頭葉，左頭頂葉下部，さらに前方海馬まで進展する左後頭・側頭葉内側面の広範病巣が認められた（図21。Yamadori et al, 1992）。

　この例は，かなりたくさんの物品の意味が喚起できなかったが，中でも目立ったのが，やはり鍵であった。鍵については，その名前を呼称でき

ず，それが何であるか叙述できず，触っても何であるか分からず，使用法を示すこともできなかった．さらに鍵束を耳元でガチャガチャと振っても，何であるか分からなかった．カギはどれですかと問われても，目の前の10個の物品からカギを選択できなかった．ところが，カギの実物を写生してもらうと，ちゃんとその形を描くことができた．この例ではさらに，ラジカセ，カセットテープ，印鑑，印肉，湯のみ，急須，ナイフ，フォーク，缶詰，缶切りの10個の日常物品をランダムに並べておいて，適当と思うものを二つずつ組み合わせてもらった．触るのも自由，時間も無制限とした．しかし，正しい組み合わせができたのはただ一つ，ナイフとフォークだけであった．他は，長い時間かかって最終的に，湯呑みと印肉，急須と缶詰，カセットテープと缶切り，印鑑とラジオを組み合わせ，よく分からないと感想を述べた．組み合わせないと使えないものさえ，組み合わせられないという事実は，そのモノの意味が理解できていないことをよく示している．この例は脳梗塞で，少しずつ物品の意味記憶は回復した．

　それでも，6か月後の診察では，なお書道用の筆の意味が理解できなかった．彼はこれ何ですかという質問に対し，長いこと眺めた後，分からないと答えた．筆を渡して，どう使うのですかと尋ねると，筆を正しくは持ったが，持ったままで考えていた．使ってみてください，とさらに促すと，左手にはめていた腕時計のガラスをこすり始め，こうだったかな，などと独り言を言うありさまであった．横にいた彼の妻がしびれを切らして，「それ筆」と名前を教えても，まったくピンとくる様子はなかった．妻によると病前，彼は書道に親しんでおり，筆は決してまれに目にするものではない，ということであった．

　病態メカニズムははっきりしないが，病巣は左ウェルニッケ領域（保存），聴覚連合野（保存），触覚連合野（保存），視覚連合野（右半球では保存）からの情報を離断してしまうような位置にあった．このため，記憶，言語，触覚，聴覚，視覚情報の連合が不可能になり，物品の意味表象が成立しなくなった可能性がある．

このほかにも筆者はもう1例類似の症例を経験した。この3例で見る限り左側頭葉後方から内側面にかけての領域が操作可能な物品の意味記憶の成立に重要な役割を果たしているように思われる（山鳥，1996b）。

2）動物の意味記憶の障害

　動物に関する知識が選択的に侵される場合である。もっともよく調べられているHartら（1992）の症例を引用する。この70歳右利きの女性は動物に限って，絵を見せられても，その名前も身体的特徴も言えず，色も言えなかった（正答率30から60％）。ところが動物以外のカテゴリー（人物，植物，食物，衣服，身体部位，道具，建物など）についてはほぼ100％その名前が言え，その特徴や，大きさを言うことができた。呼称については，文字として書き出せるかどうかも調べているが，呼称と同様で，書き出すことはできなかった。動物についてはその鳴き声を聞かせても，やはり何であるかを認知できなかった。しかし，動物以外の音についてはそれが何の音であるか，正しく同定することができた。

　さらに動物名を聞かされても，どんな色か，4本足かどうか，あるいは大きいか小さいかなどの特徴を思い出すことができなかった。また，文字で名前を提示しても（読ませても），障害は改善しなかった。しかし，果物や乗り物については，名前を聞けば，あるいは書かれた名前を読めば，直ちにその特徴を思い出すことができた。

　つまり，視覚・聴覚・音声言語の，どの処理系を介しても動物概念だけは喚起できないのである。ただ，動物についての知識が全部障害されているかというとそうではなく，聞かれた動物が陸に住んでいるのか水中に住んでいるのか，草原にいるのかジャングルにいるのか，あるいは食べられるかどうか，ペットかどうか，などという質問には正しい判断をすることができた。つまり，動物の身体的特徴についての概念が喚起できないだけで，非身体的特徴（生態的・機能的特徴）は喚起できている。この身体的特徴の喚起障害で興味深いのは，牛なら牛の身体と首を別々にした絵を組み合わせることはでき，正しい色をつけた動物の絵を間違った色をつけた

動物の絵から正しく区別することもできたということである。このことは，言語様式に貯蔵されている動物の身体的特徴に関する意味記憶は怪しくなっているが，視覚形態としての記憶は保存されていることを意味している。牛の特徴ある胴体は牛の首とつなげないと整合性がないと判断できるだけの，あるいは牛の特徴ある形態には黄色の縞模様は整合しないと判断できるだけの視覚記憶は保存されているのである。しかし，その正確な形態記憶が「草を食み，1日その草を反芻し，時々『モー』と鳴く，大型の，黒っぽい，おとなしい4本足の動物」，というまとまった概念（言語性概念）を喚起しない。にもかかわらず「牛」と聞けば，「陸棲で，食べられるが，ペットではない」などとは分かるのである。

　なんとも複雑な病態だが，この例は動物が独立の意味カテゴリーを形成していること，その意味記憶が言語機能と深く関わっていること，単一の感覚系の表象記憶はそれがいかに正確であろうとも，それだけでは意味記憶とはなり得ないことを教えてくれる貴重な症例である。本例の病態は進行し，不幸にして死の転帰をとった。悪性新生物による反応性の脳炎（遠隔部位の腫瘍による免疫反応）で，大脳皮質にび慢性の病変がみつかったと記録されている。この選択的な認知障害と脳損傷部位との機能的関係は不明である。

3）　人物の意味記憶の障害

　有名人の意味記憶だけが選択的に失われてしまうという珍しい例が報告されている（Ellis et al, 1989）。この症例は40歳のK. S.という右利き女性である。14歳の時，てんかん発作が始まった。焦点性発作で，右視野に光点が現れ，だんだん大きくなり，左へ移動してゆくと，今度は笑っている顔など，怖いイメージが現れる。脳波焦点は右側頭葉に定位された。最初は薬剤で抑えられていたが，そのうち抑えられなくなり，発作初発から12年後（26歳）に右側頭葉を前方から6.5 cm切り取る手術を受けた。摘除部分は，外側では上側頭回，内側では扁桃体と海馬の1部である。記憶については，発作発症後8年目くらいから障害を訴えていた。発症10

年目(手術2年前)には,発作前はすごく記憶力がよかったのに,今は並になってしまったと述べている。術後,記憶障害をさらに強く訴えるようになる。術後4年目には忘れっぽさ,記憶への自信のなさを訴えている。その後も本人の印象では健忘は進行,術後14年目(40歳)には,固有名詞が覚えられない。すぐに名前が思い出せないし名前を告げられてもまるでピンと来ない,と書き留めている。相手が自分に挨拶してくれても誰だか分からないので困ってしまうとも訴えている。ただし,このようなことは定期的に出会っている人に対してはなく,出会う頻度の低い人に対してだけ起こるようであった。この年,神経心理学的な精査が行われている。その結果,ウエクスラー知能検査は言語性122,動作性113,総指数119と正常で,さらにウエクスラー記憶検査の指数も122と正常であった。

ところが,有名人の顔写真,有名人の名前,有名人の声の認知能力には障害が認められた。非常に有名な人(当時のイギリスの場合,マーガレット・サッチャー首相など)は対照群と同程度に認知したが,やや有名度の低い人については対照群よりはるかに低い成績を示した。ある有名人がまだ生きて活動しているか,既に死亡しているか,などの知識も調べられているが,やはり明らかに低下していた。人物以外のカテゴリーについても調べられているが,こちらは生物・無生物とも対照群に比べそれほど低下していない。

つまり,K.S.はよく経験されるように人物の名前が浮かばないのではなく,人物自体にまつわるさまざまの情報も呼び出せなくなっている。視覚(顔写真)からも,聴覚(声)からも,言語(名前)からも,どの様式からも人物像(普通の人ならだいたい知っているはずの中等度有名人)が喚起できないのである。著者らも考察しているように,これはあくまで概念水準の障害であり,相貌失認のような視覚水準の障害ではない。人物にかかわる意味記憶の障害と考えてよいと思われる。興味深いことに,K.S.は人物のほかにも,有名動物(ネス湖のネッシーなど),有名建物(米国のホワイトハウスなど)についての認知能力も対照群より明らかに低下していた。つまり,人物に限らず,動物や建物も含め,有名個体一般の意味

記憶障害と考えられる。Ellis らはこの病態を個体についての情報蓄積の選択的障害とまとめている。

わが国でも類似例が報告されている。1例は59歳右利きの男性で，熟知した相貌が認知できず，声や名前によっても認知できなかった。しかし，未知相貌の弁別と記銘は良好で，人物に限局した意味記憶障害と考えられる。画像上，MRI で右側頭葉の萎縮と SPECT で右に強い両側側頭葉の血流低下が認められ，原発性変性性痴呆の初期症状と推定されている（松井ら，1992）。もう1例は72歳の男性で，家族，有名人，診療者を相貌からは同定できず，声を聞いても同定できなかった。この例も未知相貌の異同弁別，性別，老若，表情の判断は保たれていたが，相貌の記銘はできなかったという。画像上，右に優位な両側側頭葉から前頭葉底面の限局性萎縮が認められている（数井ら，1995）。これらの研究は右側頭葉前方を中核とする両側側頭葉前方領域が熟知人物の意味記憶の生成と把持に大きく関与している可能性を示唆している。

E. 意味カテゴリーと大脳損傷

以上のように，大脳損傷による意味理解の障害はすべての対象に同じ程度に生じるのではなく，病巣部位あるいは病巣分布のパターンによって，あるカテゴリーに選択的に生じうると考えられる。一般的に言って，大脳損傷では意味的に近い対象の概念分離は困難になる。たとえば，失語症でしばしば観察されるように，単語名の理解で，鼻を指示させると口を指したり，口を指示させると耳を指したりすることがある。しかし足を指示させて，机の上の鉛筆を指差すことはまずない。色を指示させていて，自分の鼻を指差すこともない。つまり，同一カテゴリーに属する概念間に混乱が起こりやすくなる。呼称の間違いに同じ意味カテゴリーに属する名前，すなわち意味性錯語が出やすいのはよく知られた事実である。対象を分類する時，あるいは言語化する時，意味的に共通のものはおたがいにより近

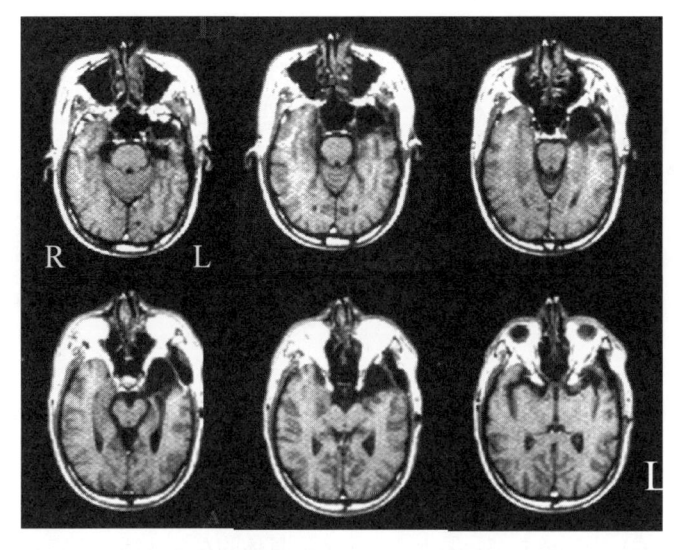

図22-1　固有名詞想起障害例（MRI T1強調画像，水平断）
（Fukatsu et al，1999）
左側頭葉先端部が切除されている。

いところにまとめて記憶されるからであろう。

　しかし，このような意味論的な説明だけでは説明しきれない点も多い。対象の意味は一方では意味的な近縁性，あるいは学習した順序（記憶の順序）などに依存するが，一方では大脳の情報処理の仕組みに依存する。すでに確認したように，音韻記号が異種感覚情報を結びつける媒介項として機能することで，言語という意味表象が成立する。この事実から単一の感覚処理系の中だけでは意味は成立しないというしごく当然な仮説が導かれる。表現を変えれば，音韻記号そのものは意味を形成しえない。さらに，意味の実体をになう心理表象は決して脳の任意の部位に形成されるわけではない。身体部位のイメージは独特なものである。自己身体は常にその位置を動かしている。しかもその相互の関係は一定である。背中にまわした右手の甲を蚊にさされても，いっぱいに前へ伸ばした右手の甲を蚊にさされても，左手はただちに正確にこの部位を定位して，蚊を叩き落すだろ

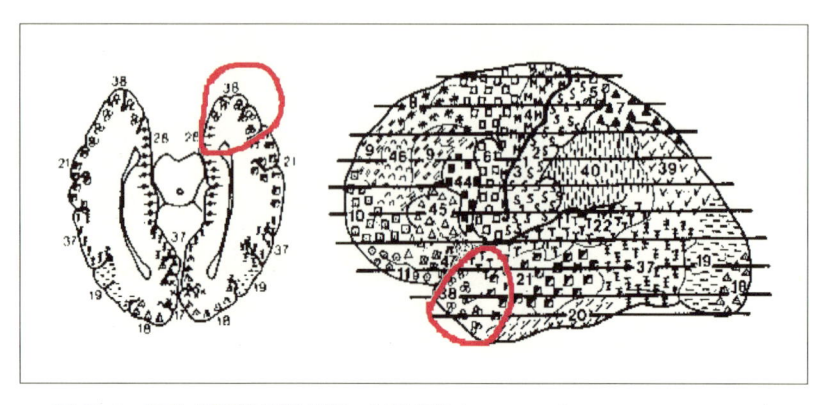

図 22-2　固有名詞想起障害例の切除部位シェーマ（Fukatsu et al, 1999）

う。頭頂葉経由で入力される体性感覚，特に関節覚が一定の身体参照系（身体図式）を形成しているからである。具体的な身体はその絶対的な位置を変化させ続けるが，その相互関係（参照系）は変化しない。その身体図式の心理表象である自己身体のイメージは体性感覚処理系に近く，頭頂葉に形成される。この身体イメージが言語化されると，身体部位名となる。つまり，身体部位名は頭頂葉機能と強い関係を保ちながら，構造化されていると考えられる。この原則が正しいものであるとすれば，意味を担う心理表象とそれを表す語彙との関係は解剖的にも近接して構造化されていることになる。

　実際，最近の機能画像研究は色彩処理領域と色彩呼称領域が近接して賦活されることを明らかにしている。すなわち，色彩処理領域 V 4 の直前方に色彩呼称で活動する領域が定位されている（Martin et al, 1995）。また人物名の呼称が左側頭葉先端部領域の損傷で選択的に悪くなることが知られている（Damasio et al, 1996；Fukatsu et al, 1999）。Fukatsu らの症例は左側頭葉先端部の手術的切除後に人物名の想起が困難になった。この例の病巣を図に示す（図 22-1，22-2）。この領域は，既述の人物名の意味記憶が選択的に失われた症例の病巣，側頭葉前方部（右でなく左ではあるが）に重なっている。

このように，その証拠はまだわずかであるが，意味を構造化している脳領域とその意味に名前をはりつけることにかかわる領域との間には機能的に密接な関係が存在する可能性がある。おそらく，対象の意味記憶，少なくともそのもっとも基礎的な部分は，大脳の機能に縛られて，その制約下に成立するものと考えられる。

第4章
手続き記憶の障害

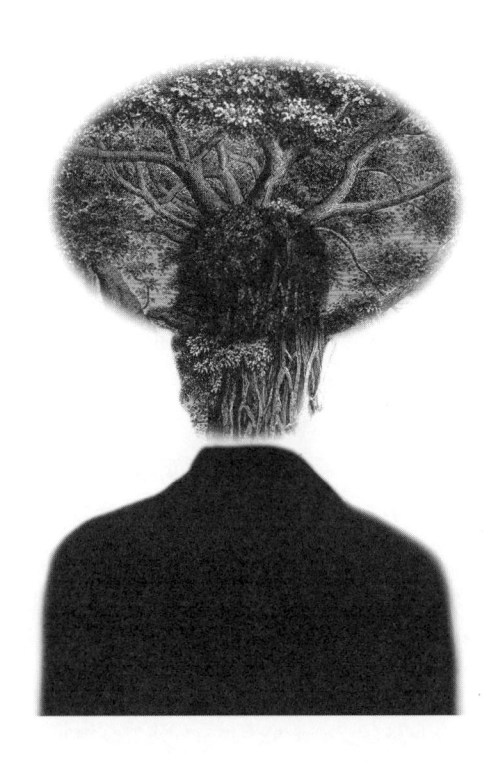

第1章で取り挙げたように，手続き記憶は生活記憶が強く障害されている場合でも，新しく形成できる記憶として分離された。回転する円盤上の軌跡をうまく鉄筆で追跡する能力，パズルを解く速度を上げてゆく能力，一度みたことのある形をすばやく認識できるようになる能力などはすべて手続き記憶と考えられている。手続き記憶の基本特徴は繰り返しによって，なんらかの目標点に達する速度が早まること，あるいは目標点に達するまでの運動パターンが熟練してゆくことにある。

　陳述記憶は事件や意味など，なんらかの心像として意識化できるものの登録・把持・再生にかかわるが，手続き記憶は技量獲得という運動的・行為的な能力の獲得・把持・再生にかかわる点，かなり性質が異なっている。運動・行為的な能力の獲得過程は1回性のものではなく，繰り返すことによって熟練してゆくものであり，その内容を言語化できない。たとえあるところまでは言語化できたとしても，細部まで言語化することはできない。大部分は出力時の技量の変化としてのみ評価できる記憶である。

　たとえば，泳ぎの過程はある程度は言語化して再生できるが，その大部分は実際に泳いでみなければ再生できるものではない。手続き記憶も記憶であってみれば新しく手続きを覚える能力（前向性手続き記憶）と既に獲得している手続き記憶の再生能力（逆向性手続き記憶）に分けて考える必要がある。通常の陳述性記憶障害では手続き記憶の逆向性障害は観察されない。そもそも手続き記憶すべてを侵す逆向性障害というものは報告されていない。逆向性障害があるとすれば，個別の技能の手続き記憶の再現障害として出現する。たとえば手の熟練運動の障害（肢節運動失行）や道具を使用する能力の障害（観念性失行）は手続き記憶の再生障害という視点からとらえることができる（田辺ら，1993）。従来は記憶障害の枠組みではとらえられていないが，記憶障害の枠組みでとらえることで，新しい展開が期待できるかもしれない。本章ではこのような既に獲得された手順の障害でなく，新しい手順の獲得障害（前向性手続き記憶障害）についてまとめる。

A. 視覚運動性手続き記憶の障害

　よく使われるのは，回転する円盤上に設定した任意の領域（たとえば直径1 cmの円領域）に，ずっと接触子を接触させておく，という視覚-運動性課題である。この技術は海馬・海馬傍回性健忘でも習得可能で，練習による熟練が認められる（Cohen, 1985）。Yamashitaは3例のヘルペス脳炎による両側海馬・海馬傍回損傷3例にこの課題を課しているが，3例ともこの技術を獲得することができた。しかし，練習セッションについてのエピソード記憶の追想は不確かであったとしている（図23。Yamashita, 1993）。

　このタイプの記憶は手順そのものであり，イメージ記憶からはかなり隔たっている。そのせいもあって，いわゆる健忘症候群ではまず間違いなく保たれると考えてよい。もう少し複雑な視覚運動性手続き記憶の形成に成功した報告もある。たとえばGliskyらの例では，重度の健忘患者にコンピュータ画面にデータを入力する仕事を教え込み，その仕事で就職させることに成功している（Glisky et al, 1987）。しかし，仕事についてからも，仕事の内容や入力データの内容などについては正確な想起は不可能であったという。

　視覚運動性手続き記憶のやや複雑なものに系列反応時間課題（serial reaction-time task, SRTT）というのがある（Nissen et al, 1987）。基本は次のようなものである。パソコンのCRP画面を被検者の前に置く。その前にキーボードを用意する。キーボードには4個のボタンがあり，左手の人差し指と中指，右手の人差し指と中指をその上に置いて操作するようになっている。CRP画面上にはこの四つのボタンに対応して，水平方向に4個の箱が提示されている。被検者の仕事は画面上の箱のどれかに星印が現れたら，対応するボタンをできるだけ速く押すことである。たとえば，向かって右端に星印が現れたら，右手中指で右端のボタンを押す。正

112　第4章　手続き記憶の障害

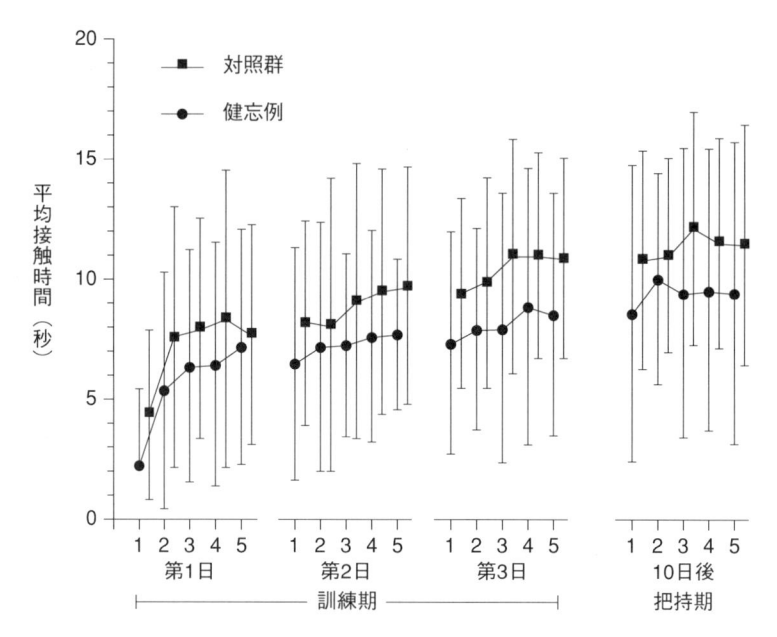

図23　側頭葉性健忘患者の円盤追跡技量の獲得（Yamashita, 1993）
縦軸は接触子が目標図形に接触している時間の平均（秒）。横軸は施行経過。着実に接触時間が長くなっている（技量が向上している）。

しいボタンを押すと画面上の星印が消え，500 msec 後，新しい位置に星印が現れる。間違ったボタンを押した場合は，正しいボタンを押しなおすまで星印は消えない。この単純な視覚-運動対応課題はさまざまに応用される。1例をあげると，連続100刺激を1試行として6試行で構成されたものがある（Pascual-Leone et al, 1993）。最初に1回100刺激が練習用に提示されるが，これは計算しない。練習試行の後，第1試行に入る。第1試行では星印の位置はランダムに提示される。第2試行から第5試行までの4試行では，10種の位置表示が一つの系列として提示される。仮に画面上の箱の位置を左から右へ1，2，3，4と呼ぶならば，たとえば星印は3-1-2-4-2-3-4-2-1-4の位置に，この順で提示される。この10個の位置系列が1試行で10回繰り返される。被検者は系列が規則的に現れるとは教えられていない。最後の第6試行では星印は再びランダムに提示され

る。パソコンには刺激提示からボタン押しまでの時間が記録され，かつエラーの回数も記録される。この実験パラダイムでは，第2試行から第5試行までの4回の試行における試行ごとの反応時間の短縮とエラー回数の減少が手続き記憶の指標となる。試行ごとにだんだん反応時間が短縮し，エラー回数が減れば，3-1-2-4-2-3-4-2-1-4 という系列が学習されたことになる。減らなければ学習されなかったことになる。さらに，第6試行の反応時間が，直前の第5試行にくらべて延長するか，あるいはエラー回数が増加すれば，これも系列学習が成立したことの証拠と考えられる。逆に反応時間が延長せず，エラー回数が増加もしなければ，系列運動の記憶は形成されなかったことになる。系列の手続き記憶はランダム刺激には応用できないからである。なかなか，巧妙なテストである。

　Pascual-Leone らの一連の研究では，このタイプの手続き記憶の獲得はパーキンソン病患者ではそれほど障害されなかったという（Pascual-Leone et al, 1993）。しかし，小脳変性患者（皮質性小脳変性症とオリーブ橋小脳変性症）では試行を繰り返しても反応時間の短縮はみられず，第6試行でも反応速度の延長やエラーの再増加は認められなかったと報告している。ただしパーキンソン病の場合も，テストパラダイムを少し変え，系列の数を長くすると，学習効果が得られなくなるという。彼らのデータは8個の位置系列，10個の位置系列，12個の位置系列での成績を示しているが，正常対照群ではどの系列でも学習効果が認められているが，未治療パーキンソン群では12個の位置系列では反応時間の短縮効果も最終試行における反応時間の延長効果も認められていない。やや複雑になればパーキンソン病でも系列学習能力は低下するようである。彼らは同じパラダイムを変形して，1側限局性の前頭前野損傷患者22人についても調べている（Beldarrain et al, 1999）。すなわち，ここで紹介したような両手を使う方式と，別に考案した片手ずつを使う方式をそれぞれ調べている。このデータは1側前頭前野損傷で両側の反応に障害が出ることを示している。さらに病巣が大きい（MRIで2cm以上）場合には，病巣反対側の手による反応は同側の手による反応よりもエラー数が有意に多く，反対側

運動遂行系への影響がより強いようである．2例の左補足運動野損傷患者に対して，この系列反応時間課題を実施した別のグループの研究では，補足運動野損傷でも学習が成立しなかったことを報告している（Ackermann et al, 1996）．すなわち，視覚運動性系列学習は線条体-黒質系（パーキンソン病），小脳，前頭前野，補足運動野などの損傷で，障害を受ける．陳述記憶とは明らかに異なる神経回路がその基盤になっていることが明らかである．

B. 知覚性手続き記憶の障害

最初に注目されたのは鏡像文字，あるいは鏡像文字を並べた鏡像単語の読み能力である．被検者は提示された鏡像単語を読む場合，最初はそのままで読むことはできず，一文字一文字を頭の中で180度回転して正像に戻して，読んでゆかなければならない．この手順は手を使わない，純粋に知覚的な手順であるのが特徴である．この鏡像文字読みの手続き記憶はハンチントン病で比較的早期に障害される．この場合，このテストに使われた単語の記憶の再認記憶は正常なのに，文字読み速度は短縮しない（Martone et al, 1984）．

1) パーキンソン病と視覚性手続き記憶

われわれも治療による影響を受けない，ごく初期のパーキンソン病患者を対象に鏡像文字読み技能の獲得速度を検査したことがある（山下ら，1991；Yamadori et al, 1996 a）．パソコン画面に上下2段に鏡像単語を二つ出し，これらをできるだけ早く読んでもらう．ただそれだけの検査だが，これを20画面（40語）続けて読んでもらい，少し休んで，もう20画面，また少し休んでもう20画面と，これを5回やってもらう．そしてその時の1画面ごとの読みの速度を計測しておく．これが1日分で，これを全部で100画面200個の鏡像単語について，3日間続けた．この時，同

B. 知覚性手続き記憶の障害　115

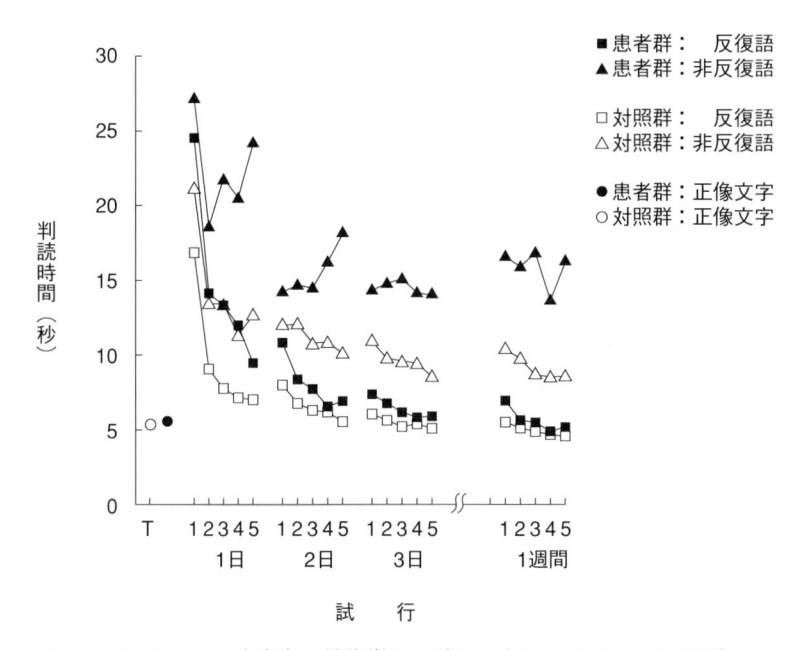

```
■患者群：　反復語
▲患者群：非反復語

□対照群：　反復語
△対照群：非反復語

●患者群：正像文字
○対照群：正像文字
```

図24　パーキンソン病患者の鏡像単語の読み。(Yamadori et al, 1996)
縦軸は読みに要した時間の平均（秒）。横軸は施行経過。

じ単語を使うと，その単語を記憶してしまって文字を読まずに記憶から読んでしまう可能性がある。この影響（陳述記憶による読み）を排除するため，1 ブロック 20 個のうち，10 個は繰り返しの単語を使い，あとの 10 個は常に新しい単語を使った。全検査終了後，単語の再認検査を行って検査で読んだことのある単語かどうかを選んでもらった。このテストは 60 単語からなり，そのうち 15 個は繰り返し読んでもらった単語，15 個は 1 回だけ読んでもらった単語，30 単語は 1 度も読んだことのない単語，つまり無関係単語とした。結果を図に示す（図 24）。

図の黒色印がパーキンソン病患者で，そのうち黒の三角印が 1 回だけしが出てこない鏡像単語の読みの速度の変化を表している。そして黒の四角は繰り返しのある単語の読みの速度を表している。白色印はパーキンソン病の人と年齢，教育年数をだいたい同じに統制したパーキンソン病でない

対照成人群である。この場合も白の三角は1回しか出てこない単語の読みの速度，白い四角は繰り返しのある単語の読みの速度を示す。

　図から明らかなように繰り返しのある単語の読みの速度はパーキンソン病群でも対照群でもだんだん早くなっている。ところが，初めてみる単語の読みについては，対照群ではだんだん早く読めるようになっているのに，パーキンソン病の人ではなめらかな右肩下がりの傾向を示していない。第1日にくらべ第2日はある程度，読み速度は短縮しているが，それ以降は変化が平坦化している。さらに，この検査を1週間の間を置いて，もう1回試行した。どの程度保たれているかを見るためである。この場合もパーキンソン病群では，繰り返し読んだことのある単語については対照群と同じように1週間前に獲得した鏡像読み技量を維持していたが，新しい単語については，二日目，三日目の成績と同じパターンを示し，読み速度の短縮化はみられなかった。

　そもそも，パーキンソン病は動作が遅くなるのが特徴である。単語の読みも読み自体が遅いのかもしれない。この疑問に答えるため，正像単語の読み速度を調べたが，これにはまったく読み速度の差は認められなかった。図24の左下にある丸印がそれで，黒マルがパーキンソン病の読み速度の平均，白丸が対照群の読み速度の平均である。では，単語の再認記憶の能力はどうかというと，これにも有意な差は認められなかった。パーキンソンの人と対照群とはテストに使った単語について，まったく同じ再認能力を示したのである。記憶についてはAVLT（Auditory Verbal Learning Test）という15単語のリストを繰り返し覚えさせ，その記憶語数の伸びをみるという検査を施行したが，対照群とまったく差を示さなかった。WAIS知能検査でも差はなかった。結局，陳述性エピソード記憶（単語記憶）能力は落ちていないのにかかわらず，鏡像読みという知覚性手続き記憶の能力は対照群より明らかに落ちていると結論できる。

　パーキンソン病の病理変化は最初，脳幹上位の中脳黒質の変性に始まる。黒質を発する投射線維は主として大脳基底核のうち被殻・尾状核（合わせて線条体と呼ぶ）に終わる。この黒質-線条体システムが知覚性手続

き記憶の熟練に寄与している可能性が考えられる。さらに，線条体は前頭葉に投射するため，黒質-線条体-前頭葉システムと関係する可能性もある。ただ，鏡像単語読み能力はパーキンソン病では落ちないというデータもあるので注意しなければならない（Daum et al, 1995）。この理由としては読み課題に使われた文字の形態差も関係しているかもしれない。平仮名よりアルファベットの方が鏡像にした時，読みやすい可能性がある。

2） 脊髄小脳変性症と視覚性手続き記憶

われわれはさらに同じ鏡像単語の読み手順の学習能力を脊髄小脳変性症でも調べてみた。驚いたことにこの場合も，パーキンソン病の人と同じように，読みが順調に学習されてゆかないことが明らかになった（吉田ら，1993；Yamadori et al, 1996 a）。パーキンソン病の人と同じで，初日にくらべると2日目，3日目は読みの速度が上がるが，同じ日の中では5回のセッションで何らの学習効果が得られなかった。この困難は初めて読む単語に限られ，繰り返しのある単語については右肩下がりの学習効果がみられた。正像読みの速度は対照群とまったく同じであった。対照群でも小脳脊髄変性群でも，繰り返しのある単語については，3日間の訓練による学習効果は1週間後も持続した。しかし，初めて読む単語については小脳脊髄変性症では学習効果の持続をまったく認めなかった。ところが，訓練で読まされた単語の再認成績は成績に有意差なく，むしろ小脳脊髄変性症群の方が成績が良かった。AVLTの成績にも差を認めなかった。この点も，パーキンソン病と同じである。この疾患の場合も運動遂行能力や言語記憶に関係なく，鏡像読みという知覚性手続き記憶だけがほぼ選択的に障害されていると考えられる。

脊髄小脳変性症は単一な症候群ではないが，少なくとも，小脳症状が進行性に出現している点は共通で，小脳出力系が共通に侵されていることは間違いがない。小脳出力で末梢へ向かう経路は中脳赤核を経由して脊髄へ下降する。一方，反対側大脳からは皮質-橋-小脳の入力系が存在する。この系の起源は主として前頭葉だが，おそらく全皮質からのインパルスが橋

核を介して間接的に小脳へ達すると考えられている（Nauta, 1986）。小脳から大脳への経路については視床前核および腹側核を経由して前頭葉へ投射する系が重要である。

　小脳の認知系への関与の可能性は以前から指摘されている。特に適応的な学習（技能的熟練はその一つかもしれない）には小脳の役割は重要である。小脳性運動制御システムが皮質回路に繰り込まれると，適応学習の精度が向上する（Ito, 1990）。あまり運動要因が入らない知覚性手続き記憶にも，視覚-運動性手続き記憶と同じく黒質-線条体系と小脳系が重要な役割を担っているようである。

C. 認知性手続き記憶の障害

　解決法について少し考えなければいけないような課題も，手続き記憶の範疇に入るものがある。手順はイメージとしては思い出せないが，手を動かせばなめらかに解決することができる，そういうタイプの記憶である。たとえばよく使われるのにハノイの塔というパズルがある。中心に穴の開いた大きさの異なる円盤が5個，大きいほうから順序よく左側の支持棒に収まっている。支持棒は3本あり，中央と右横の支持棒にはなにもない。この左側の円盤を右側の支持棒に同じ順序に移し変えるというパズルである。規則はただ二つで，1回に1個の円盤しか動かせないというのと，小さな円盤の上にはそれより大きい円盤を乗せることはできない，というものである（図25）。

　Cohen らはこのかなりの知的な能力を要するパズルを重度の健忘患者がやりとげることができ，しかもその解き方の手順を覚えていられることを初めて報告し，単純な知覚-運動能力だけでなく，複雑な知的能力の中にも，陳述性の知識と手続き性の知識が存在することを示した（Cohen et al, 1985）。彼らのデータは12人の健忘患者と8人の正常対照群が，目標達成までに何回円盤を動かしたかを示しているが，動きの回数は両群で

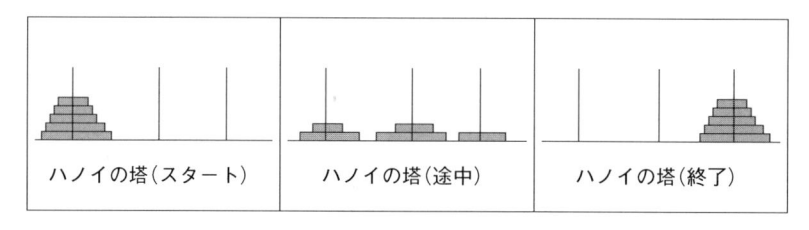

図25　ハノイの塔

ほとんど同じように減少している。しかもその減少効果（学習効果）は翌日，翌々日，さらにその翌日へ確実に持ち越されている。しかし，パズルをやったことは全く覚えていなかった。つまり，手は覚えているが，心は覚えていないのである。Cohenらの表現を借りれば，健忘患者は「パズルの深層構造についての知識」を獲得できるのである。しかもこの深層構造の知識を意識化して伝達することはできない。その後，この事実は多くの研究者によって確認されている。

　カナダ，トロントのSaint-Cyrたちはこの逆の障害パターンが存在することを確かめている（Saint-Cyr et al, 1988）。彼らの使ったのはハノイの塔でなく，トロントの塔という自作のパズルである。基本は同じだが，円盤の大きさでなく，円盤の色でならべさせる。それも，明度の順（黒，赤，黄，白）に並べさせるようにしたものである。最初は4枚の色円盤が左の支持棒に，下から黒，赤，黄，白の順に積み上げてある。これをそっくり同じ順序に右端の支持棒へ移すのが課題である。ルールは二つである。1回に1枚の円盤しか動かせないことと，明るい色は暗い色の上にしかおけないことである。たとえば，白の上に黄色を置くことは禁じられる。色の順序とゴールのパターンはカラー写真として常時表示しておく。

　このテストをパーキンソン病患者と正常対照群に試行した結果をみると，パーキンソン病患者では陳述性記憶課題の成績が対照群と変わらず良好であるにもかかわらず，このテストの成績は対照群にくらべ明らかな低下を認めている。円盤3枚だとパズル解き手順の上達効果は対照群とそう変わらないが，4枚になると明らかな差を示している。パーキンソン病患

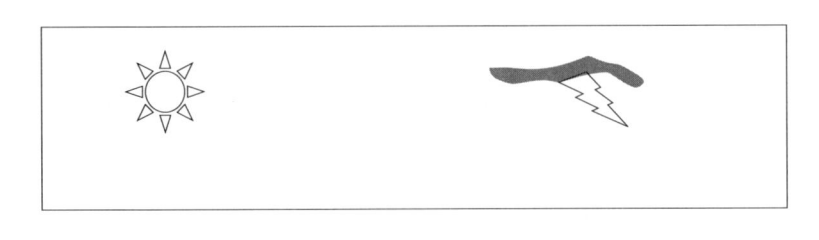

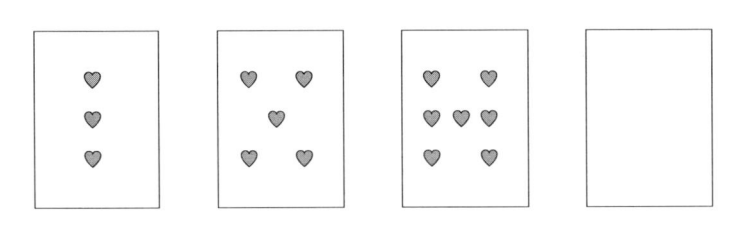

図 26 Knowlton（1996）の予想ゲーム
たとえば図のような3個のてがかりがパソコン画面に示される。この組み合わせが晴れだと思えば晴れキーを，雨だと思えば雨キーを押す。

者の成績低下の理由については，このタイプの手順の学習に必要な神経回路に線条体が関与しており，さらにこの回路には黒質からのドパミン伝達性神経からの入力が関係しているのではないか，と推定している。ハノイの塔やトロントの塔の解決には間違った手順に気が付くとか，直前二つぐらいの手順は覚えているとか，最終的なゴールが何なのかを常にイメージしておかなければならないなど，複雑な心理過程が関与する。ランダムに動かすだけだと，動きのオプションが多すぎて決して解決できるものではない。このような複雑な動きの順序の判断には前頭前野の関与が大きいことが予想される。実際，線条体の主要な出力先の一つは前頭前野である。Saint-Cyr らはハンチントン病患者の中でも一部，陳述記憶の障害を示さず，トロントの塔課題の障害を示す患者がいることに注目し，手続き記憶に果たす尾状核-前頭前野回路の重要性を示唆している。

Knowlton らが確率的分類課題（probabilistic classification）と名づけた検査も巧妙に認知性手続き記憶の形成能力を測ることができる（Knowlton et al, 1996)。この検査では，コンピュータ画面に何か二つのアイコンが表示され，その下に4種の手がかりがさまざまのやり方で提示される。これらの手がかりを，提示されている二つのアイコンのどちらかに分類するというのが基本課題である。その特徴は手がかりが4種とも非言語性の記号情報で，アイコンとその手がかりとの結合度が確率的に配分してあることにある。初めから手がかりとアイコンを明示的には結びつけようがないように工夫してある。試行ごとに獲得した情報を手順の記憶として蓄積してゆかなければならない。

　1例を示してみよう。Knowltonらの論文そのままではないが，原理だけを改変して紹介する（図26）。コンピュータ画面の上半分に太陽（晴れマーク）と稲妻（雨マーク）が示される。下半分には4種のカード（手がかり）が示されている。この4種のカード（たとえばトランプのハートの3，5，7，9でもよい）を使って晴か雨か，どちらかの天気を予報するのが課題である。カードは1枚だけ，2枚の組み合わせ，あるいは3枚の組み合わせのどれかで提示され，全部で14種のパターンが提示される。つまり，ハートの3，1枚だけが示されるとき，3，7，9の3枚が示されるとき，5，3の2枚が示される時などがある。4枚のカードには，あらかじめアイコンのどちらかとの結びつきの強さが確率的に設定してある。たとえば，晴マークとの結びつきの強さはハートの3が75％，5が57％，7が43％，9が25％にしてあり，雨マークとの結びつきは逆にハートの3が25％，5が43％，7が57％，9が75％にしてある。手がかりが雨を表していると思えば，画面上の雨マークに触る。晴を表していると思えば晴マークに触れる。正しければ，高音の信号音が鳴り，間違っていると低音の信号音が鳴る。合えば得点が増え，間違えば得点が減るように，分かりやすい得点表が画面横に表示される。

　手がかりカードの提示順序はランダム化し，50回連続的に提示する。この50回を10回ごとの成績で評価する。Knowltonらはこの検査を健忘患者12人，パーキンソン患者20人，健常正常群15人に実施している。その結果をみると，対照群と健忘群は最初の10回では反応がチャンスレ

ベルに近かったが，後半の 40 回目，50 回目では 70％水準の正答率に達している。これに対し，パーキンソン病群は最後になってもほとんど正答率が上がっていない。一方，このテストに関するエピソード記憶はパーキンソン病群は正常対照群とまったく同等の成績（75％程度の正答）を示し，健忘群は 35％程度の正答率しか達成していない。この場合もハノイの塔タイプの認知記憶と同じく，線条体系の損傷（パーキンソン病）で成績が落ちている。しかも陳述記憶は影響を受けていない。

　個別の運動がだんだんうまくなる（字がだんだん上手になるなど）とか，視覚性識別能力がだんだん速くなる（鏡像読みに熟練する）といった認知神経過程の最適化と，パズルの手順を考え適切な動きを選択し少しずつ目標に接近するとか，試行ごとに結果と合わせて，手がかりの性質を推論してゆく，といった概念過程の流れの最適化では，その熟練にいたる手順の性質があきらかに異質である。前者は複雑であっても，性質（あるいは処理様式）を同じくする認知過程の熟練と考えることができ，思考の要因を含まないが，後者は対象の空間布置の理解，複数の選択肢からの選択，選択したものと結果との対照など，順を追って理解を重ねてゆく必要がある。つまり思考を必要とする。このようなタイプの知的記憶と陳述記憶の間にも，健忘患者とパーキンソン病患者で二重解離が認められることの意味は大きい。少なくともあるタイプの思考はかならずしも持続的な陳述記憶を必要としないことになるからである。

　話が脱線するが，言語学では言語能力の中で文法能力に特別な地位が与えられることが多く，「文法能力という特殊な能力は生物学的に遺伝する属性である」，という主張が学界の主流を占めている。しかし，文法は決して所与の機能ではなく，語彙のつなげ方について，模倣と試行錯誤を重ね，長年（言葉をちゃんとした文章として話すには，生後少なくとも 4 年か 5 年は必要）かけて作り上げられた手順の記憶，つまり認知性手続き記憶である可能性があるのではないか，と思われる。またまた脱線するが，長年考えつづけていた問題が，夢の中で解けたという話を時々読んだり，聞いたりすることがある。このたぐいの話は決して与太話ではなく，繰り

返し考え続けている問題についての思考過程は，意識の水準で掌握できていなくても，意識下では手順の記憶として活動を続けている可能性を示唆している。筆者などの乏しい頭でも，論文などを書いていると，帰宅途中とか，週刊誌を読んでいるときとか，論文書きの環境とはまったく関係のない状況で，突如，「あれ？　あの人の論文，引用文献に入れ忘れたのと違うかな？」などと思いつくことがある。忘れないようにメモに書き付けて，後で調べると，本文には書いているのに，文献には確かに落としているなんてことがある。あるいは，「あの図版の説明入れなかったのじゃないか？」と思いつき，投稿のために封までしてしまったものを開けてみると，やっぱり入れてなかったなどということがある。意識下で原稿チェックの手順が働きつづけているのである。認知性手続き記憶は膨大な認知現象のうち，意識化される領域と意識されずに進行している領域とのつながりを理解する上で重要な手掛かりを提供している。

D. 古典的条件反射

　条件反射も手続き記憶の範疇に入れられている。条件反射はソ連のPavlov（1926）が発見した神経間の結合原理である（林，1951；1955）。
　犬に肉をみせるとよだれをたらす。正確に表現すれば，口腔の唾液腺から唾液を大量に分泌する。これは肉という食餌刺激が犬の視覚にとらえられ，あるいはその匂いが嗅覚にとらえられ，その神経情報が食物記憶を喚起し，記憶が食欲中枢を刺激して，目前の肉の摂食にそなえ消化液である唾液を分泌したのである。
　犬（肉を食べたことのある犬）は空腹時に肉をみせられると必ず唾液を分泌するので，肉を無条件刺激，唾液分泌を無条件反射と呼ぶ。つまり，無条件刺激が提示されれば，かならず発現する反応が無条件反射である。無条件刺激による無条件反射は犬の脳内で安定した神経回路を形成している生得的な反射である。この犬にメトロノームを振動させて，ある周波数

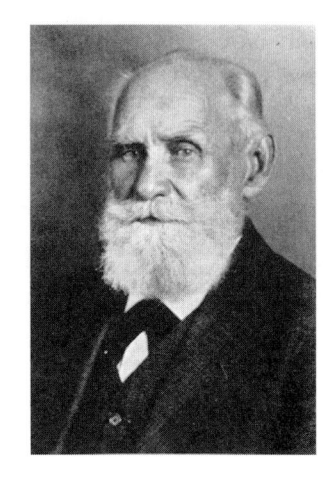

図27 Pavlov, Ivan Petrovich（1849-1936）
ロシアの生理学者で，サンクトペテルブルク大で医学教育を受け，後に陸軍医学校教授および実験医学研究所長となる。条件反射に関する研究で知られたほか，機能局在の法則についても研究し，皮質機能の局在の階層性を唱えた。1904年にノーベル賞を受賞した。

の音を聞かせたとしても犬が唾液を分泌することはない。メトロノーム音と唾液の間には生得的な脳内神経回路は存在しないからである。このように，無条件反射（唾液分泌）を引き起こさないような，その行動に本来無関係な刺激を条件刺激と呼ぶ。条件刺激を初めて提示しても，目的とする無条件反射は決して生じない。

　さてこのメトロノームの振動音（条件刺激）を肉片（無条件刺激）提示の少し前に聞かせることにする。つまり，条件刺激提示→無条件刺激提示→無条件反射，という順序でしか犬に肉を食べさせないことにする。しばらくして，今度はメトロノーム音だけを与え，肉片は与えないでおく。犬はどうするだろうか。犬はメトロノーム音（条件刺激）を聞いただけで，唾液分泌を始めるのである。この場合の唾液分泌を条件刺激に対する反射という意味で，条件反射と呼ぶ。本来無関係の刺激が何度か無条件刺激に時間的に近接させられることによって，無条件刺激が提示されたときと同じ反応を示すようになったのである。これが条件反射の原理である（図28）。重要なのは，条件刺激は必ず無条件刺激と同時か，あるいは先行して与えなければならないという点である。無条件刺激の後で条件刺激を与えても決して条件反射は成立しない。

　条件反射は後天的なものであり，強化（条件刺激→条件反射だけを続け

```
前提 1：生得反射の利用
       肉（無条件刺激）　→→　唾液分泌（無条件反射）
前提 2：無関係刺激の選択
       メトロノーム音（条件刺激）　→→　唾液分泌なし（反射なし）
段階 1：条件づけ
       音（条件刺激）　→→　肉（無条件刺激）　→→　唾液分泌（無条件反射）
段階 2：条件反射の成立
       音（条件刺激）　→→　唾液分泌（条件反射）
```

図28　古典的条件反射の概念図

ず，時々条件刺激の後に，無条件刺激を加える）しなければ減弱し，最終的には消滅する（消去と呼ばれる）。この条件刺激をさまざまに操作することで，汎化を起こさせたり，分化を起こさせたりすることも可能である。条件刺激としてさまざまな音域を使えば，どの音域の音にも条件刺激の性質を持たせることができる。これが汎化である。条件刺激を成立させたあと，一定の周波数のときだけ強化し，他の周波数のときは強化しないでおくと，一定の周波数だけに反射が起こるようになる。これが分化である。パブロフは無条件刺激から無条件反射への回路の上に，条件刺激から無条件反射へと，これまでなかった新しい回路を形成させることに成功したのである。これは新しい経験による行動の変容であり，神経系による記憶形成の一つの原理を示している。われわれも梅干しをみると，唾液が出る。これは無条件反射である。ウメボシという言葉を聞いただけでも唾液が出る。これは条件反射である。「ウメボシ」という音は梅干しそのものではない。本来は無関係な刺激のはずである。今はあまり音とともに暮らしていないが，遠い昔，高校時代までは始業，終業にサイレンが鳴った。午前最後の授業のサイレンが鳴ると，突然空腹感が襲ってきた。これも条件反射である。サイレンは食事のような無条件刺激ではない。

　ヒトに限ると，小脳損傷があると条件反射が成立しにくくなることが分かっている。たとえばTopkaら（1993）の研究では条件反射に瞬目反射を用いている。無条件刺激は三叉神経第1枝の枝である眼窩上神経（supraorbital branch）に与えられる短い電気刺激である。無条件反射はこ

の求心刺激による瞬目である。反射の程度は眼輪筋上の筋電図に記録する。条件刺激は音刺激で，イヤフォーンから周波数2キロヘルツ，強さ80デシベルの音を4/10秒間聞かせる。条件刺激(音)→無条件刺激（知覚神経刺激）→無条件反射（瞬目）という順序になる。この順序で何回か刺激を繰り返した後，無条件刺激を抜くと，音→瞬目という条件反射が成立する。これは以前からヒトの条件反射研究によく用いられている実験パラダイムで，正常の場合には実際，簡単に成立する。彼らは12人の小脳損傷患者（5例の小脳皮質変性症と7人のオリーブ・橋・小脳変性症）と13人の対照群で調べた結果，対照群では普通にこの瞬目条件反射が成立したが，小脳病変例では成立しない，反射の開始が遅い，観察された反射の絶対数が正常対照群よりはるかに少ない，などの異常を認めたとしている。詳細な解剖学的基盤が考察できる段階ではないが，小脳システムがこのタイプの運動学習になんらかの関与をしているようである。

　Weiskrantzらは同じタイプの瞬目反射ながら，無条件刺激に空気のふきつけを用い，条件刺激には光と音の複合を用いて，2例の健忘患者（アルコールコルサコフ病と脳炎）で，音による瞬目条件反射が成立するかどうかを調べているが，まったく正常に成立したことを報告している（Weiskrantz et al, 1979）。しかも，健忘患者における他の手続き記憶の場合と同じで，そのテストの内容や状況についてはほとんど思い出すことはできなかった。

　以上述べてきたように手続き記憶はさまざまな認知過程を含んでおり，意識的認知過程の基盤をなす重要な過程と考えられる。

第5章
生活記憶の神経解剖学的構造

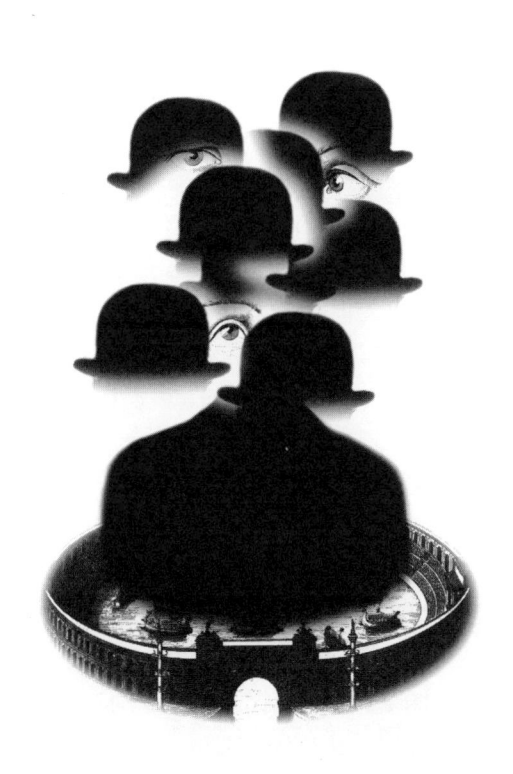

A. 健忘の責任病巣

　生活健忘の病巣については第2章でも大まかに取りあげたが，本章では解剖構造に絞って，もう少し統一的にまとめる。

1) 海馬・海馬傍回

　側頭葉内側に位置する海馬・海馬傍回（hippocampus/parahippocampal gyrus）の損傷が記憶障害を引き起こすという事実を記した最初の報告はおそらく1900年 W. V. Bechterewによってなされた（Bechterew, 1900）。この例は60歳男性で，20年間にわたって強い記銘障害（前向健忘），追想障害（逆向健忘），無感情（apathy）を示した。剖検では両側鈎回（gyrus uncinatus），両側アンモン角（cornu ammonis）の軟化病巣が認められている。Gleesらの例も発症から死亡時までの15年間，強い前向・逆向健忘が認められている。剖検で両側性限局性の海馬病巣を認めている（Gleesら，1952）。
　しかし海馬・海馬傍回損傷が健忘の原因として注目され始めたのはなんといっても，かの有名な症例 H. M.の報告以降である。この例では最初，両側の側頭葉内側面が先端から後方へ約8cm切除された，と記録されている。この部分には側頭葉下角の内側壁前方が3cm，扁桃核，扁桃体周囲皮質，それに海馬前方が含まれていた（Scoville et al, 1957）。なお，この論文では分裂病治療として両側側頭葉内側面を切除した30例の経験が合わせて報告され，そのうち2例（8cmと5.5cm）で，やはり重篤な健忘，5例に中等度の健忘を認めている。そして，鈎，扁桃体までのみの切除，また一側切除では健忘は生じないが，海馬・海馬傍回の前方が両側切除されると強い健忘が生じると結論している。その後のMRIによる検討では，H. M.例の側頭葉先端からの切除は8cmには及ばず，7センチ未満で切除部分は手術記録より狭かったのではないかと推定されている。こ

A. 健忘の責任病巣　129

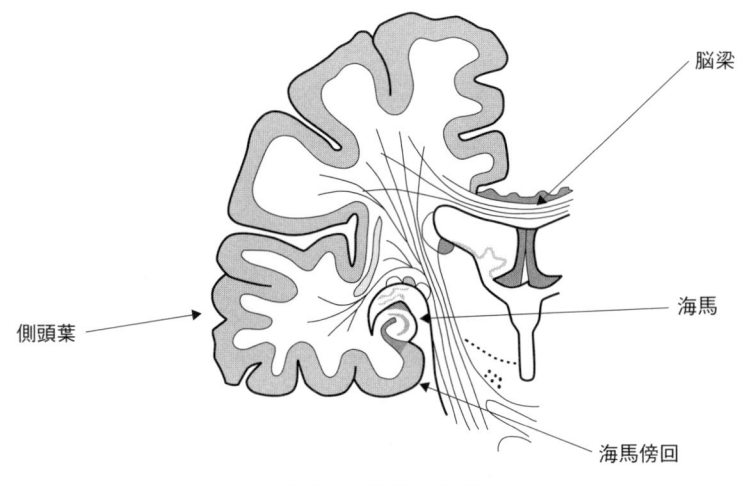

図 29-1　海馬の位置

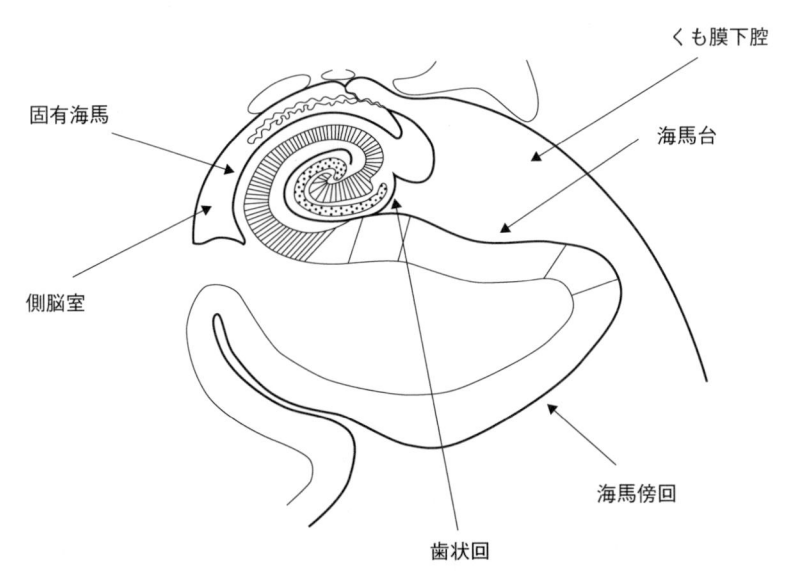

図 29-2　海馬（歯状回・固有海馬・海馬台）の構造（Duvernoy, 1988）

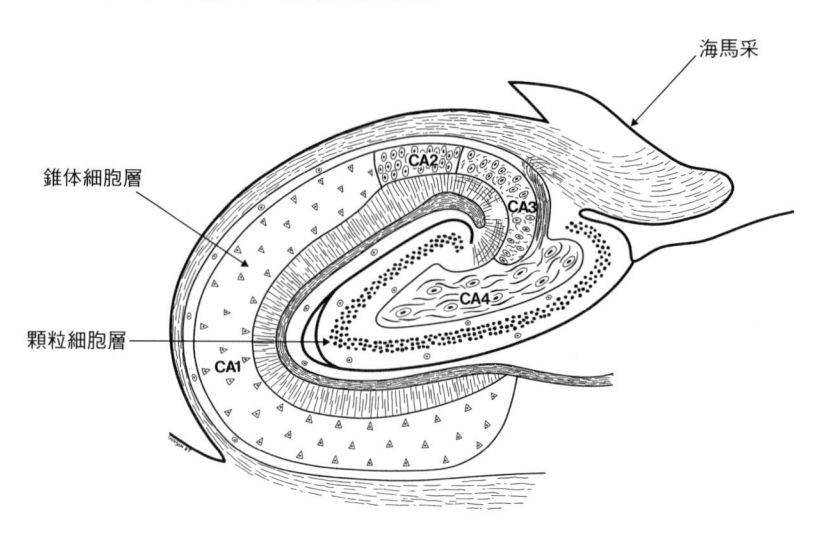

図 29-3　固有海馬の構造（Duvernoy, 1988）
CA 1, 2, 3, 4 の部位を示す。

の部位には内側側頭葉先端部皮質，ほとんどの扁桃体，ほとんどの嗅内野皮質，海馬体（歯状回，固有海馬，海馬台をまとめて呼ぶ）の前方 1/2 が含まれる。海馬傍回はほぼ残されている（図 10 参照）。

　同じ頃，Penfield は彼の一側切除例 90 例のうち，2 例に術後，強い近時記憶障害を生じたことを報告した。この 2 例にはおそらく術前，反対側の海馬に潜在病巣があり，手術の結果，両側損傷となり健忘が出現したのであろうと推定している（Penfield, 1958）。この 2 例のうち，1 例はその後心臓発作で死亡した。この時の剖検所見が報告されている（Penfield et al, 1974）。左側頭葉については，上，中，下側頭回，後頭側頭回（紡錘状回）の一部，海馬傍回の前方 2 センチ（鉤回全部を含む），後方 22 ミリを残して，それより前方の海馬体が切除されていた。（この手術は 5 年の間隔で 2 回行われた。）重要なのは非手術側の右半球である。右内側側頭葉では扁桃体は正常。上，中，下側頭回の皮質・皮質下も正常であった。しかし，海馬体は萎縮しており，正常の層構造はぼんやりとしか認められなかった。組織検査では錐体細胞はほぼ完全に消失していた。CA 2 野にだ

け一部神経細胞が認められた。歯状回の神経細胞も減少していた。錐体細胞層と海馬白板には強いグリア細胞の増生（グリオーシス）が認められた。手術は一側であったが，生前の予想通り反対側海馬はすでに機能を失っており，結果として Scoville の例と同じく，両側海馬の破壊によって純粋健忘を生じたものと推定された。

H. M. は両側がかなり広範に切除されている。しかし，Penfield 例は右に限れば海馬体に損傷が限局している。ヒト記憶における海馬体の重要性を強調する重要な症例である。

その後，生前純粋健忘を示し，剖検で両側海馬病変を認めた例は着実に集積されている（Delay et al, 1965 ; DeJong et al, 1969 ; Woods et al, 1982 ; Cummings et al, 1984 ; Duyckaert et al, 1985 ; Zola-Morgan et al, 1989 ; Victor et al, 1990)。

このうち，両側とも病巣が海馬体だけに限局していたことが確認されているのは4例（Delay 1965 ; Cummings 1984 ; Zola-Morgan 1989 ; Victor 1990) のみである。Cummings らの症例は固有海馬の錐体細胞層はほとんど破壊されていたが，歯状回，海馬台は保存されていた。強い前向健忘，逆向健忘，作話が認められている。Zola-Morgan らの症例は病巣が両側とも海馬 CA1 に限局していた（CA1 領域については図 29-3 参照）。前向健忘は比較的軽く，逆向健忘もあったとしても軽かったという。Victor らの例は強い前向健忘を示したが，発症以前の生活史については近過去3か月くらいについては非常に強く，それより遠いものについては，程度は軽いが障害があったと記録されている。病巣は両側とも海馬体に限局し，海馬傍回は損傷されていない。

海馬体の周囲は海馬傍回である。海馬傍回のうち，海馬体との移行部は嗅内野（entorhinal area, ブロードマンの28野），その外側は嗅周囲野（perirhinal area, ブロードマンの35野）と呼ばれる。この二つの領域に外接する領域を Brodmann は嗅外野（ectorhinal area, 36野）と名づけている。肉眼的構造としてはこれらの領域を合わせて海馬傍回と呼ぶ（図30-1，30-2)。ただサルの解剖では嗅内野と嗅周囲野はそのままで，それ

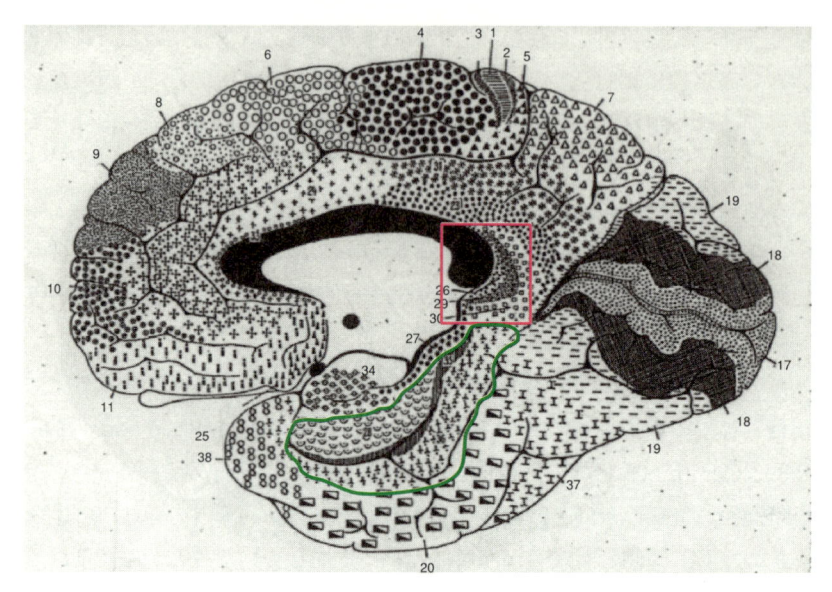

図 30-1　ヒト側頭葉内側面図（Brodmann, 1909）
海馬傍回（緑）と脳梁膨大部後方領域（赤）

以外の領域を海馬傍回と呼んでいる場合がある。あるいは TE/TF 野と呼ばれる。ヒトにもこの呼び方が使われることがある。

　海馬傍回は多様式連合野である。すなわち，前頭葉，頭頂葉，後頭葉，側頭葉などの大脳新皮質からの求心線維が海馬傍回に投射し，ついで嗅内野に至り，ここから貫通路を経由して海馬体に入る。一方，海馬体から海馬傍回への遠心線維も存在する。これらの遠心線維は嗅内野から海馬傍回へ投射し，ここからほとんど全皮質へ投射する（図 31. Van Hoesen, 1982）。

　海馬体だけの損傷とそれに海馬傍回が加わった時の記憶障害にどの程度の差があるのかが大きな問題である。両側病巣のどちらか，あるいは両側病巣とも海馬体に加えて海馬傍回など海馬体周辺を含む場合は前向，逆向健忘とも，症状は明らかに強くなる。われわれの経験では，海馬・海馬傍回萎縮の総量が記憶障害の程度と関係するように思われる。われわれの経

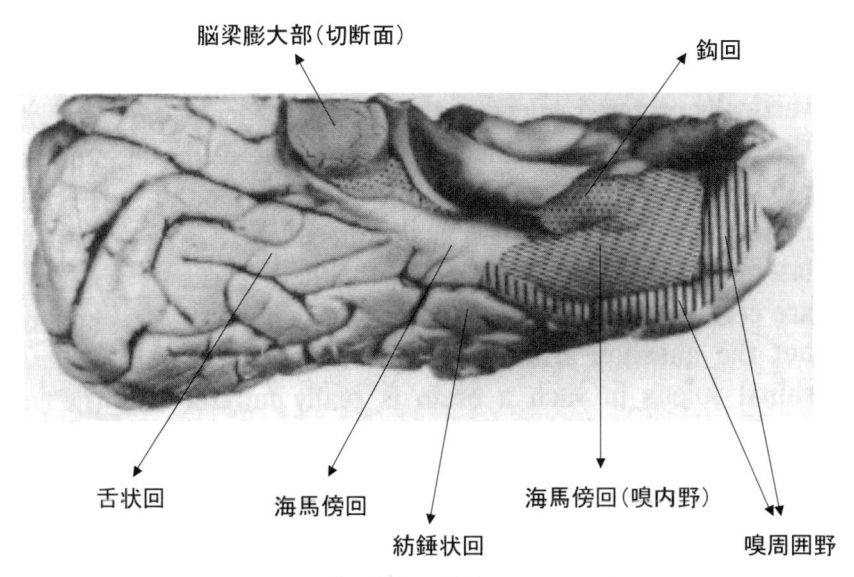

図 30-2 ヒト海馬傍回の外見 (Gloor, 1997)
ヒト左半球の海馬傍回を底面から見た図。右が前方。

験は剖検ではなく，MRI 画像を用いての体積測定であるから厳密な正確さを欠くが，体積が正常対照群にくらべて 50%を割り込む時には前向・逆向健忘とも強く，50%以上の体積が残された場合は健忘が軽く，回復も良好であった。さらに海馬体に加え，海馬傍回の損傷が強いほど逆向健忘が強くなる傾向を示した (Yoneda et al, 1994；山鳥ら，1994)。藤井はこれまでの研究のレビューに基づいて，海馬体の両側損傷では逆向健忘は起こらないが，海馬複合体（海馬と海馬傍回を合わせた領域）の両側損傷では長期の逆向健忘が起こるとしている (Fujii et al, 1999; 2000；藤井，2000)。

さらに海馬体と海馬傍回では処理している記憶内容に質的な差がある可能性が指摘されている。Vargha-Khadem らは誕生時，4歳時，9歳時に海馬限局性の損傷を起こした3例の純粋健忘症例を詳細に検討し，彼らが出来事記憶の強い健忘を示しているにもかかわらず，普通学級に進学し，平均的な学業成績を収めていることを報告している (Vargha-Khadem et

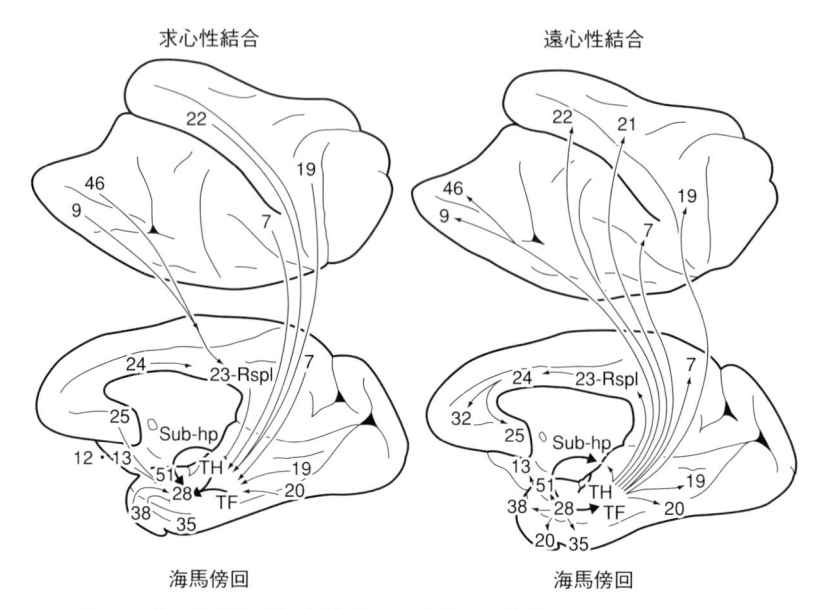

134　第5章　生活記憶の神経解剖学的構造

求心性結合　　　　　　　　遠心性結合

図31　サル海馬傍回と新皮質，旧皮質との連絡（Van Hoesen, 1982）

al, 1997)。3例ともMRI画像で両側海馬限局性の萎縮が認められているが，海馬傍回およびその皮質下白質に変化は認められていない。彼らは出来事記憶は海馬体に依存し，意味記憶は嗅内野・嗅周囲野に依存すると主張している。ただ話はそれほど簡単ではない。別の研究で，同じく幼児期に海馬限局損傷を示した4例（発症は4か月，6か月，23か月，30か月）の認知能力が検討されているが，4例とも強い健忘に加え，言語や社会的約束事の獲得など知的能力の強い障害を生じている（DeLong et al, 1997)。

2) 脳弓 (fornix)

脳弓は海馬からの輸出線維を乳頭体へつないでいる神経線維束である。海馬損傷が健忘を引き起こすとすれば，脳弓損傷も健忘を引き起こすことが予想される。Sweetら (1959) は第3脳室コロイド嚢胞手術で，脳弓前脚を両側切除した後，健忘を発症した例を報告している。一側損傷によ

る健忘症例と考えられていた脳梗塞例が，剖検してみると実は両側脳弓柱の梗塞を生じていたという例も報告されている（Brion et al, 1996）。

　Heilman らの症例はちょうど松果体レベルの腫瘍が両側脳弓後端と海馬交連を破壊した例である。前向健忘は強いが，逆向健忘の程度については正確な記載がないが，病歴からは2年くらいの逆向健忘が推定される（Heilman et al, 1977）。Grafman らの例は戦傷例で，CT 所見に基づいて両側脳弓柱を健忘の責任病巣に推定している（Grafman et al, 1985）。

　Calabrese ら（1995）の症例は14歳で，第3脳室腫瘍が発見され，腫瘍切除手術を受けた。手術は脳梁，脳弓経由で行われ，両側脳弓が切除された。この例は術後，前向・逆向健忘を伴う典型的純粋健忘を示している。作話がなく，自己の忘れっぽさを自覚していたことが特徴である。McMackin ら（1995）は6例の第3脳室から外科的にコロイド嚢腫を切除した連続6例を検討し，両側脳弓に損傷を生じた4例に術後健忘を認めている。健忘の程度は脳弓損傷の程度と関連するというのが彼らの結論である。術後自覚的に健忘を訴えず，正常の社会生活に戻れた例は1例のみで，この1例では脳弓損傷は一側（右側）にとどまっていた。ただし，この1例にもテスト上は非言語性記憶の障害が認められている。Gaffan（1991 a, b）はこれまでの第3脳室に位置する腫瘍切除で，脳弓が切断された報告例を検討し，両側で脳弓が損傷された場合は例外なく記憶障害が生じると結論している。Hodges らも第3脳室嚢胞切除時の脳弓柱損傷例2例を報告している（Hodges ら，1991）。Hodges らの例は2例とも前向性には言語性記憶障害が非言語性記憶障害より強い。逆向健忘は認められていない。荒木らは透明中核の神経膠腫によって前向健忘のみを呈し，腫瘍摘出後健忘が改善した珍しい症例を考察し，健忘の原因を腫瘍の圧迫による脳弓の両側性障害に求めている（荒木ら，1994）。

3）　乳頭体（mammillary body）

　コルサコフ症候群で両側乳頭体損傷が認められることについてはかなり古くから記載がある。ドイツの精神神経科医 Gudden は1896年にすでに，

43例という多数のアルコール性多発性神経炎の剖検研究を行っている。特に詳細に症例が記述してあるのは5例で，そのうち脳幹・間脳が調べられているのは3例である。その3例とも乳頭体の萎縮を認めている。さらにこの3例ともに健忘を認めている。そして「精神障害をともなうアルコール性神経炎（つまり，現在のアルコール性コルサコフ症候群）では乳頭体萎縮は決して稀な病変ではない」と結論している。Gamperらはアルコール性コルサコフ症例16例の剖検に基づいて，乳頭体損傷が例外なく認められたことを報告している（Gamper et al, 1928）。健忘と乳頭体病変の関係についてはアルコール性コルサコフ症候群でみられる乳頭体病変が複数病巣の一つである場合が多い（Delay et al, 1954；Charness et al, 1987；Mayes et al, 1988）ことから，その健忘との関係に疑問を投げる研究者もある（Victor et al, 1989）。

しかし，かなり純粋に乳頭体だけが損傷され，しかもそれが剖検で確認された例がある。すなわちMairらの報告した例はきわめて純粋な健忘症例であるが，その病巣は両側乳頭体と，第3脳室上皮層と視床背内側核の間の1条のグリオーシス（これも両側）だけに限られていた。(Mair et al, 1979)。彼らはこの症例の健忘の原因を両側乳頭体病変に求めるか，あるいは両側乳頭体と両側視床中軸病変との複合に求めるのがもっとも自然であろうと結論している。

最近Dusoir（1990）やTanakaら（1997）はMRIでではあるが，両側乳頭体だけの選択的萎縮を認め，ほかに病巣が考えにくいとする健忘症例を報告している。Dusoirらの症例は玉突き棒が左の鼻孔から脳の基底部方向へ突き刺さった珍しい症例である。Tanakaらの例は視床下部から第3脳室に位置する囊胞性の頭蓋咽頭腫であった。手術医は前方から大脳縦裂を経由，最終的には終板（lamina terminalis）を切開しただけで，そこから腫瘍を引き出し切除した。彼らは病変は乳頭体限局性で，腫瘍によっても手術によっても脳弓柱や視床は破壊されていないと推定している。

4) 視床 (thalamus)

a. 背内側核 (dorsomedial nucleus)

　健忘における視床病変，とりわけ背内側核病巣の重要性を指摘したのはVictorら (1971；1989) が最初である。

　彼らは81例という膨大な剖検例の検討に基づいて，コルサコフ健忘には両側視床背内側核の損傷がもっとも重要であるとした。彼らの記述を引用する。「視床核のうちもっともしばしば障害されていたのは背内側核 (medial dorsal nucleus) である。視床に損傷がある場合，必ず背内側核が含まれていた。しかも8例では病変が認められたのはここだけであった (ただしこの8例のうち連続切片で調べたのは1例)」。健忘との関係については急性期にウルニッケ脳炎を示しただけで，回復後まったく健忘を示さなかった例が5例あり，この5例とも背内側核に病変を認めていない。さらに，健忘を示さなかった例で強い両側乳頭体病変が5例に認められた。この結果から彼らは「健忘発症には視床背内側核病変が必要である」という結論を引き出したのである。彼らはその著書"The Wernicke-Korsakoff Syndrome"の第2版で，さらに5例，健忘があって，かつ視床病巣がほぼ背内側核に限局している例を経験したと述べている。

　加藤らはアルコール性コルサコフ病の剖検例で，視床背外内側核と視床枕に病変が限局している稀な例を報告している。この例は病巣が限局しているにもかかわらず，きわめて強い逆向健忘を示している (Kato et al, 2002)。

　剖検ではないが，脳卒中で突発性に健忘が発症した例で，画像診断から視床背内側核病変を推定した報告はかなりある。もっとも早いのはSpeedieら (1982) のもので，CT上左視床の前方，背内側核を含むと思われる位置に病巣が生じている。この例は言語性前向記憶の障害だけを示した。MRI画像で右背内側核限局性小病巣が証明された例もある。この例では言語性記憶に異常なく，非言語性でかつ時間系列に関する健忘があ

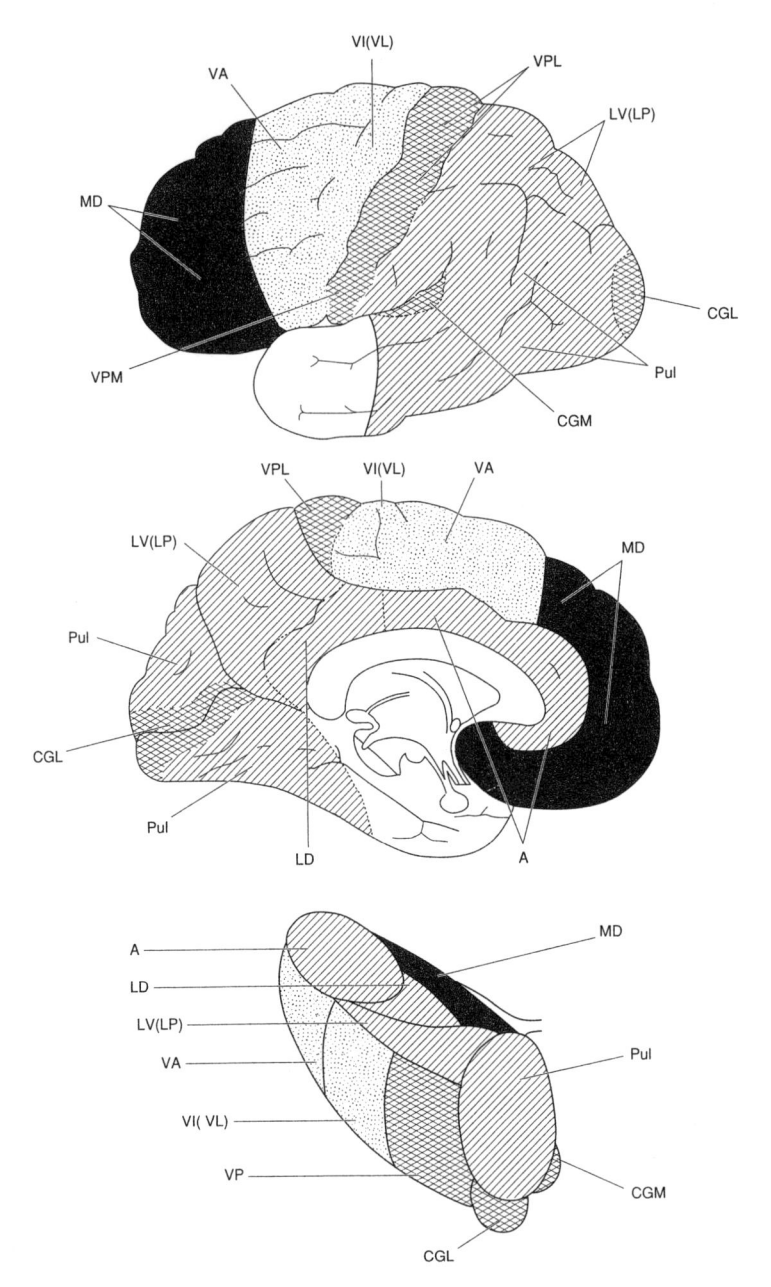

図32 視床核群と大脳皮質の関係（山鳥崇, 1996）

大脳外側面への視床核からの投射（上段）。前頭葉から時計周りに，MD：背内側核，VA：前腹側核，VI(VL)：中間腹側核（外腹側核），VPL：後腹側核，LV(LP)：腹外側核（後外側核），CGL：外側膝状体，Pul：視床枕，CGM：内側膝状体，VPM：後内腹側核。大脳内側面への視床核からの投射（中段）。A：前核群．LD：背外側核。視床核（下段）。VP：後腹側核（VPM：後内腹側核とVPL：後外側核の総称）。
山鳥崇編著：実用神経解剖学。金原出版株式会社．1996，p.166（図VIII-5 視床核の大脳皮質野への投射）。

った (Shuren et al, 1997)。どちらも一側性病変で記憶障害は軽度である。

しかし，健忘の背内側核原因説には異論もある。たとえば，すでに述べた Mair らは視床背内側核原因説に否定的である (Mair et al, 1979)。これには再反論があり，2例とも視床背内側病変があるではないかと Victor らは述べている。

余談だが，Teuber (1968) らの報告した有名な症例 N. A.（既述。フェンシング先端の刺入）は視床性健忘の代表とされ，CT では背内側核病変が重視されていたが，その後の詳細な MRI 検査でははるかに広範な病巣が確認されている。すなわち，左視床内側髄板，吻側の髄板内核群，尾側の髄板内核群，背内側核の腹側部，外腹側核，前腹側核に損傷を認め，さらには両側乳頭体核の消失，右側頭葉前方から扁桃体にかけての病巣を認めている (Squire et al, 1989)。

b. 視床前核 (anterior nucleus of the thalamus)

乳頭体からの輸出線維は乳頭体視床路を形成して視床前核に投射する。このため視床前核と健忘との関係が大きな問題になる。というのも視床では前述の背内側核が重視され，前核の役割は意外にはっきりしていないからである。

慢性うつ病治療の目的で両側視床前核（anterior nucleus）を外科的に破壊したところ，健忘が生じたという報告がある (Mark et al, 1970)。しかもこの例は自殺のため偶然に剖検が得られ前核破壊が確かめられている。

最近，アルコール性ウェルニッケ・コルサコフ症候群で，健忘と相関するのは両側視床前核の変性であって，乳頭体や背内側核ではない，という注目すべき論文が出た (Harding et al, 2000)。この研究はコルサコフ精神病（コルサコフ健忘症）を残したウェルニッケ脳症，健忘を生じなかったウェルニッケ脳症，脳症のないアルコール依存症，正常者の内側乳頭体核，背内側核，前核の体積および神経細胞数を比較検討した系統的なもの

である．彼らのデータは健忘群で前核の細胞数が有意に減少していることを示している．

　脳卒中では両側対称性の前核損傷はあまり生じない．報告されている症例の多くは一側損傷で健忘を認めた例である（Schnider et al, 1996）．ただ，この領域の梗塞は前核限局性ではなく，内包膝部から前脚の一部，あるいは前腹側核などを含んでいることが多く，特定の核に責任を持たせることはできない（Goldenberg et al, 1983 など）．滋賀ら（1996）の症例はほぼ左一側で，視床前核に限局した病巣を持ち，言語優位の記憶障害を示した．

c. 視床傍内側前方部

　核を特定せずに病巣を整理するならば，両側の視床梗塞，それも傍内側部前方腹側の病巣で強い前向健忘が起こることはほぼ間違いない．ここには前核，乳頭体視床路，背内側核，下視床脚（扁桃体と視床背内側核を結ぶ神経線維路）などが含まれる（図33）．

　この場合の病巣はほとんどが視床傍内側動脈（paramedian thalamic artery）梗塞で，左右ほぼ対称性の病巣を生じる（Cramon et al, 1985；Hodges et al, 1993；Fukatsu et al, 1997）．Cramonら（1985）は自験の視床性記憶障害のCT病巣による検討から，その共通病巣を乳頭体視床路と内側髄板とした．前者によって乳頭体から視床前核への入力が，後者によって扁桃体から背内側核への入力が遮断される．Graff-Radfordら（1990）は両側性の視床傍内側部梗塞で健忘を示した4例の病巣をMRIで検討し，病巣が視床前方で，乳頭体視床路と腹側から入ってくる扁桃体から視床背内側核への線維束を障害していたと推定している．Cramonらと同じ結論である．この扁桃体からの遠心性線維は乳頭体視床路の直外側を走っている．Graff-Radfordらはさらに，純粋に健忘だけを示した1症例をMRIで検討し，自説を補強している（Malamut et al, 1992）．この例の病巣は乳頭体視床路，後外側核，内側髄版を侵していた．この病巣はまた下視床脚も切断する．つまり，側頭葉から前核（乳頭体経由）や背内

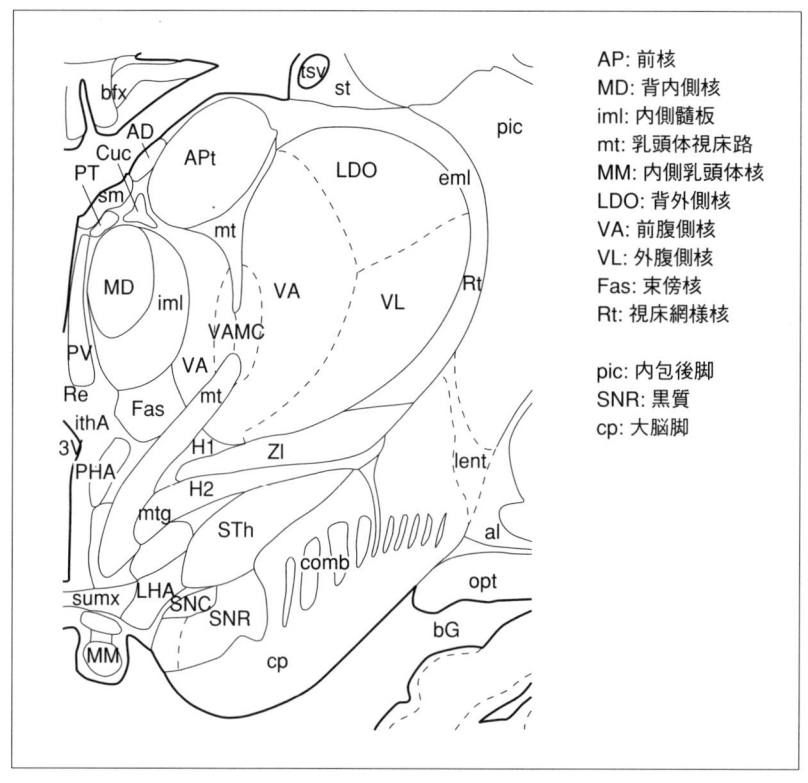

図33 視床内部の諸構造 (Mai, 1997)
視床前部冠状断。乳頭体視床路を通るレベル。

側核（扁桃体経由）など視床核への線維路が遮断される。
　左一側損傷でかなり純粋な言語性前向健忘をきたしたわれわれの症例は前核も背内側核も侵されていず，その外側の前腹側核，外腹側核，そして背内側核の下部と赤核との間で，内側髄版，乳頭体視床路，束傍核などを破壊していた（Mori et al, 1986）。この病巣は下視床脚を含むと思われる。この場合も線維路切断説で説明可能である。

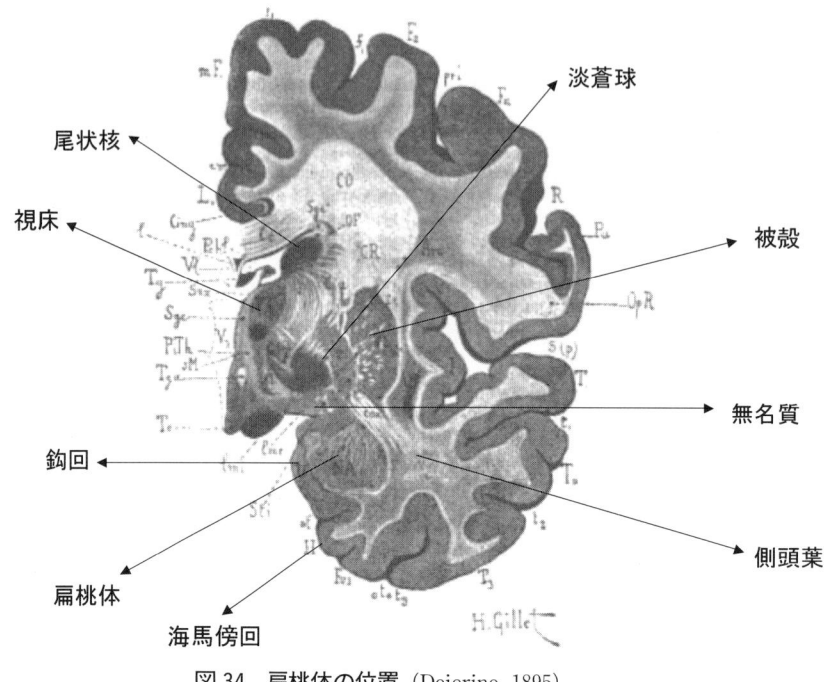

図 34 扁桃体の位置 (Dejerine, 1895)
図 30-1 の 34 野が鈎回。その皮質下に位置する。

5) 扁桃体 (amygdala)

　扁桃体(図34)と記憶の関係ははっきりしない。Mishkin はサルの実験で，海馬と扁桃体のそれぞれ単独破壊にくらべ，両者を同時に破壊すると記憶障害が重篤になると主張している (Mishkin, 1982)。一方，扁桃体は記憶とは関係ないという意見もある (Zola-Morgan et al, 1989)。ヒトでも両側の扁桃体と海馬に限局した健忘症例の報告があるが，海馬単独損傷例にくらべ特に記憶障害が重篤ということはない (Duyckaerts et al, 1985)。

　健忘の程度ではなく，質に注目すると扁桃体も重要な役割を果たしている可能性がある。たとえば，Sarter らは，ヒト扁桃体は自己の生活史の

中で，情動的な意味が強かった出来事の賦活，あるいは再賦活に働き，この賦活は知覚情報に情動情報（emotional cue）を与えることによって達成されるという（Sarter et al, 1985）。ヒトで扁桃体の限局病巣に遭遇することはきわめて稀だが，近年 Urbach-Wiethe 病が注目されている。本疾患は 1929 年に初めて記載された遺伝性疾患で，全身を侵すが，脳を侵した場合カルシウムが両側の扁桃体に沈着する。このため CT などで検出可能となる。Tranel ら（1990）はこの疾患を持つ患者の神経心理学的症状を精査し，知能や言語に異常はないものの，非言語性視覚性記憶の低下を見出している。Cahill ら（1995）は同じ疾患例で情動的な負荷をかけた物語に対して，想起率が増加しないことを見出し，情動記憶の障害が存在することを報告している。Mori らはアルツハイマー病の MRI による体積測定で，右扁桃体の体積減少と視覚性記憶成績の低下が相関することを報告した（Mori et al, 1997）。Mori らはさらにアルツハイマー病で情動記憶と扁桃体の体積が相関することを明らかにしている（Mori et al, 1999）。

6）前脳基底部（basal forebrain）

前脳基底部は多数の領野や核を含む。すなわち脳梁膝部下方のいわゆる梁下野（subcallosal area），中隔野（septal area），嗅皮質，無名質（substantia innominata）〔マイネルト基底核（basal ganglion of Meynert）〕，ブローカ対角帯（diagonal band of Broca），扁桃体前方の一部，さらに側坐核（nucleus accumbens）などである（図 35）。この領域は前交通動脈から出る穿通枝によって潅流されるため，前交通動脈梗塞，前交通動脈瘤の破裂，あるいはクリッピング術などで損傷され，しばしば特有な健忘を生じる（Gade, 1982；Alexander et al, 1984；Damasio et al, 1985；Vilkki, 1985；Phillips et al, 1987；DeLuca et al, 1992；Irle et al, 1992；Morris et al, 1992；三宅ら，1994；Fukatsu et al, 1998；Goldenberg et al, 1999；藤井，2001）。

これらの報告の中でもっとも限局しているのは Morris らの症例で，神

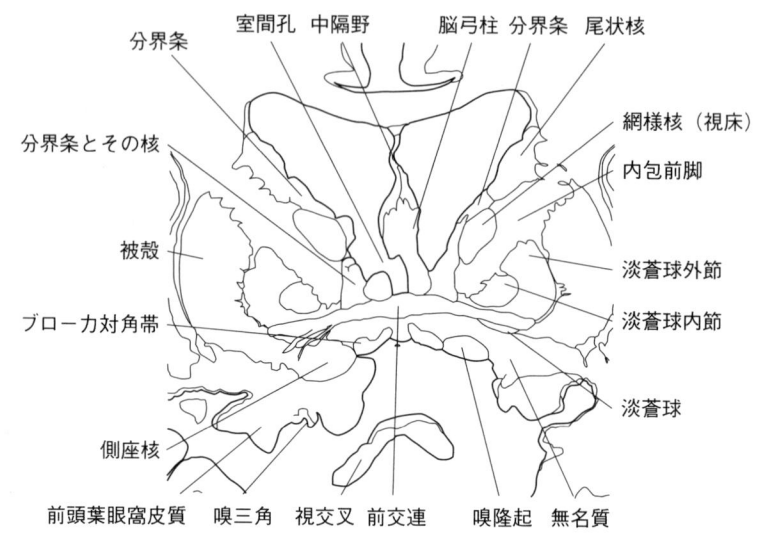

144　第5章　生活記憶の神経解剖学的構造

図35　前脳基底部の構造。前交連水準での冠状断（Nauta, 1986）

経膠腫切除後のMRI所見に基づいて，右ブローカ対角帯，視束前野（preoptic area），視床下部前方，終板（lamina terminalis），終板傍回（gyrus paraterminalis）の損傷が推定されている。中隔核と無名質は損傷を免れている。この結果から著者らは前脳基底部の諸構造の中でも，ブローカ対角帯を自験例の記憶障害の原因として重視している。ちなみにブローカ対角帯は中隔野と無名質をつなぎ，海馬とも相互結合がある。マイネルト基底核は扁桃体と相互に結合している（Nauta, 1986）。一方，側座核損傷を重視する考えも提唱されている（Goldenbergら，1999）。側座核とは尾状核と被殻が最前方腹側で一つに融合している部分で，線条体の一部である。この部分は海馬および扁桃体からの入力を受け，前頭葉連合野からも入力がある。しかも，ここからの出力は淡蒼球の最腹側を経て視床背内側核に入ることが分かっている（Nauta, 1986）。

　剖検例も報告されている（Phillips et al, 1987）。この例は前交通動脈瘤破裂後，クリッピング手術を受けている。健忘はかなり選択的である。すなわち即時記憶は順唱7桁と正常だが，近時記憶障害が著明で，出会った

人物や，交わした会話内容はたちまち忘れ，検者が同じ質問を何度繰り返しても，その都度あたかも初めて聞いたかのように返答した．作話が多い．ウェクスラー記憶検査指数は84と低い．しかし，WAISは言語性115，動作性104，総指数111とまったく正常であった．剖検では両側の中隔核，側坐核，ブローカ対角帯核，内包前脚，それに淡蒼球に及ぶ病巣が認められた．すなわち中核的な前脳基底部領域が全部含まれていた．

　実際に前脳基底部のどの構造が決定的に記憶機能と関係しているのかはなお不明である．しかし，中隔野，ブローカ対角帯，マイネルト基底核（無名質の一部）に含まれるニューロンがいずれもコリン作動性であることは重要である．アセチルコリンは記憶との関係がもっとも深いと考えられている神経伝達物質である．

7) 脳梁膨大部後方領域 (retrosplenial area)

　脳梁膨大部後方領域は半球内側面で脳梁膨大部を後方から取り巻くように位置する領域で，深部は側脳室三角部外側壁に境される（図30-1）．帯状回の最後方に相当し，深部には帯状束が走る．最後尾は海馬傍回とつながる．ブロードマンの26，29，30野が入る（Brodmann, 1909）．組織的には6層構造のはっきりしない傍辺縁葉に属する．この領域の損傷（脳梁膨大部後部皮質プラス帯状回23野）で健忘が生じるとする報告があいついでいる（Valenstein et al, 1987；高山ら，1991；片井ら，1992；岩崎ら，1993；米田ら，1992；塩田ら，1995）．最初にこの領域の損傷と健忘との関係に注目したValensteinらは，健忘は視床前核から脳梁膨大部後部皮質を経由して海馬にいたる回路の損傷のためではないかとしている．

B. 記憶のネットワーク

1) パーペッツ回路 (Papez circuit)

　以上のように健忘を引き起こす領域は多様である．この領域間の有機的

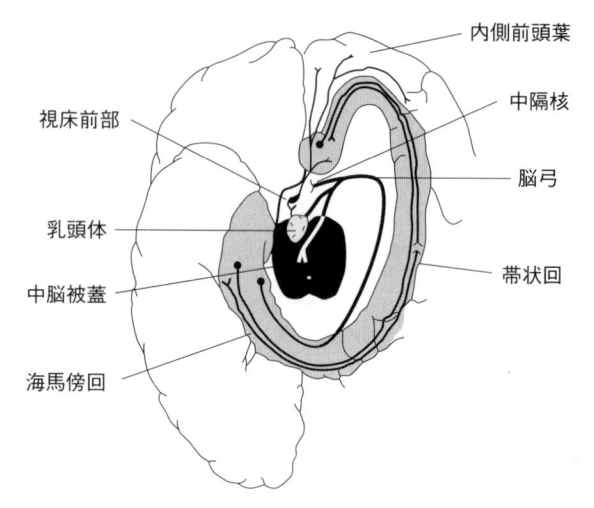

146 第5章 生活記憶の神経解剖学的構造

図36 Papez の記憶の内側回路，底面からみたところ（Livingston, 1971）

な関係はどのようになっているのであろうか。

　最も重視されているのは海馬体-脳弓-乳頭体-視床前核-帯状回-帯状束-海馬傍回-海馬体という閉鎖回路である（図36）。(Papez, 1937；Benedek et al, 1940；Delay et al, 1954, 1961；Brion, 1969；Brion et al, 1985；Valenstein et al, 1987；Gaffan, 1992 など)。Papez はもともとこのシステムを情動の系として提唱したのだが，最近ではむしろ記憶の系として知られている。いずれの領域損傷でも，両側損傷であれば，健忘が生じることはまず間違いがない。動物実験でもこの回路の記憶への関与はかなり確実なものと考えられている（Mishkin, 1982；Gaffan, 1992）。記憶がこの回路で担われていることを示唆する症例に左右の病巣部位が非対称な例がある。(Brion et al, 1985；米田ら，1992)。

2）基底・外側回路（basolateral circuit）

　Yakovlev が提唱したとされる（図38。Livingston et al, 1971）が，よく引用されている Yakovlev の1948年の論文にはこのような問題は扱われていない（Yakovlev, 1948）。筆者の勉強不足で間違っているかもしれ

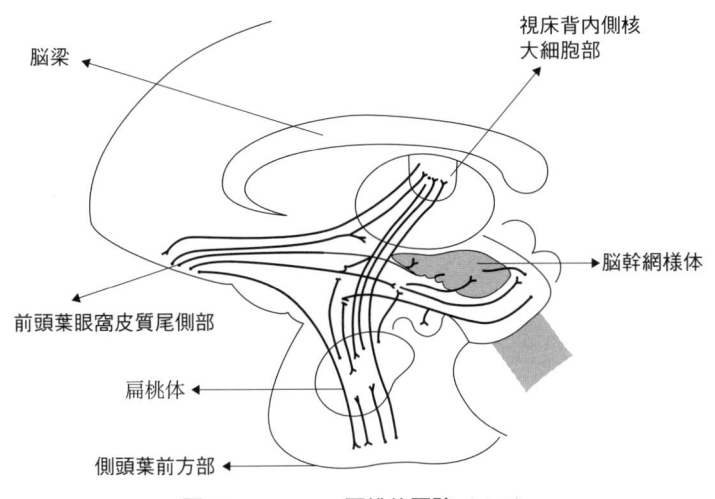

図37 Nautaの扁桃体回路 (1962)

ないが，この回路のはっきりした記載はおそらくNautaが最初ではないかと思われる。彼はサルの変性実験にもとづいて，扁桃体-視床背内側核-前頭葉眼窩皮質後方-側頭葉前方-扁桃体のネットワーク構造を明らかにしている（図37。Nauta, 1962）。

すなわち，扁桃体から視床背内側核内側部の大細胞領域へ投射し，そこから前頭葉眼窩皮質後方部へ投射し，ここから鉤状束をへて側頭葉前方皮質に至る。さらにここから扁桃体に投射する回路である。パーペッツ回路と同様，この回路も情動回路として提案されたが，記憶にも強い関連を有しているようである。背内側核損傷で健忘を生じる可能性が示されている（既述）が，この健忘は基底・外側部回路（ナウタ回路）の障害と考えることができる。前頭葉眼窩皮質損傷でも健忘が起こる可能性は指摘されている。扁桃体も記憶と関係している。ただ，扁桃体の固有病巣が情動健忘を超えて，海馬損傷同様の強い健忘を出す可能性は既に述べた通りあまり高くない。

また，前脳基底部で生じる健忘もこの回路との関連で説明が可能である。すなわち，視床背内側核の内側大細胞領域からは視床下部前方，視束

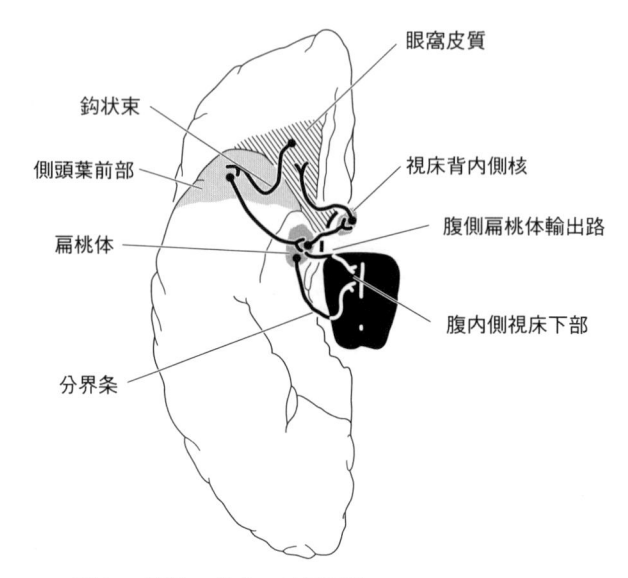

図38　記憶の基底・外側回路 (Livingston, 1971)

前野，無名質，ブローカ対角帯，扁桃体前方への投射線維が存在する。特に扁桃体への投射路は，以前から知られている扁桃体から視床への強力な投射路（Foxの扁桃体視床路）とは逆方向のもので，両者には双方向性の強い結びつきがある（Nauta, 1962）。Nautaによれば，この視床背内側から視束前野・無名質・ブローカ対角帯核などを経由して扁桃体に至る回路は，直接の視床扁桃体回路を補強する回路である。前頭葉眼窩皮質後方はそのほか大脳基底核，視床下域，視束前野，視床下部，中脳被蓋などへ投射する。さらに視床背内側核への投射も存在し，視床背内側核と前頭葉眼窩部皮質が双方向性に結合している（Nauta, 1962）。

　以上から明らかなようにこの領域の相互連絡はきわめて複雑で，視床健忘の一部だけでなく，前脳基底部健忘もナウタ回路との関連で考えることが可能である。前脳基底部諸構造と海馬，扁桃体との線維連絡を図式に示しておく（図39）。

　健忘を広範なネットワークの損傷と考えると，さまざまな部位で健忘が

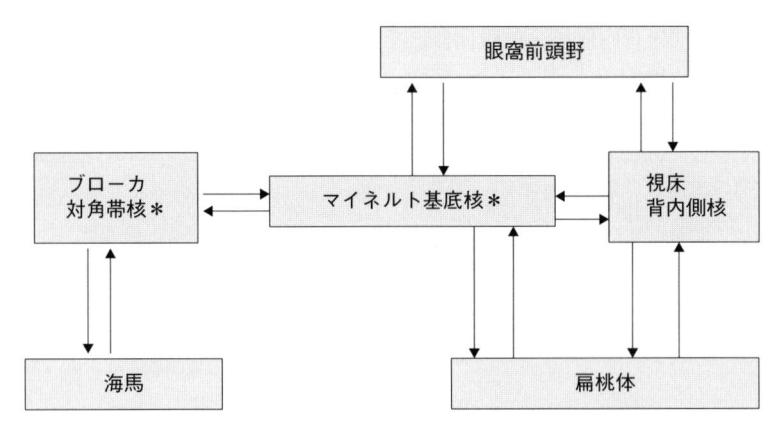

```
            ┌──────────────┐
            │   眼窩前頭野   │
            └──────────────┘
              ↕         ↕
┌──────────┐ ┌──────────────┐ ┌──────────┐
│ ブローカ  │←→│ マイネルト基底核＊│←→│  視床    │
│対角帯核＊ │  └──────────────┘  │背内側核  │
└──────────┘                    └──────────┘
     ↕              ↕                ↕
┌──────────┐                    ┌──────────┐
│   海馬   │                    │  扁桃体   │
└──────────┘                    └──────────┘
```

＊ コリン作動性ニューロン

図39　前脳基底部の神経連絡

生じることを理解しやすくなる。左右で異なった病巣で強い健忘を生じる例では，特にそうである。しかし，ネットワーク説ではネットワークのキーポイントの損傷とその連絡路部分の損傷で，しばしば症状に差が出ることの説明が困難である。たとえば，パーペッツ回路の場合だと，両側脳弓損傷と海馬損傷では健忘の程度が明らかに違う。前者では軽く，後者では強い。さらに既述のように海馬傍回と海馬体では記憶される内容自体が異なっている可能性もある。基底・外側回路の障害だと，扁桃体損傷でも強い記憶障害が出てもよいはずである。あるいは両側側頭葉先端部（海馬を除く）の損傷で強い健忘が出てもよいはずである。しかし，実際にはそうならない。このあたりは問題が山積している。

3）　前頭前野外側面と記憶のネットワーク

　前頭前野外側面も視床を介して側頭葉内側領域と強い結合を有している。すなわち視床背内側核（DM）の小細胞部や前腹側核（VA）は前頭前野背外側部と強い相互結合がある（Alexander et al, 1990）。同じ核の傍髄板部細胞も前頭前野背外側部と相互結合を持っている（Fuster, 1989）。また，前頭前野背外側部から尾状核，淡蒼球，視床下核，黒質を

介して，視床背内側核・前腹側核，そして前頭前野背外側という閉鎖回路も存在する（Alexander et al, 1990）。このような線維連絡を考慮すると，前頭前野背外側面も記憶回路と深く関係していることが推測される。

第6章
記憶の心理構造，統合的理解へ向けて

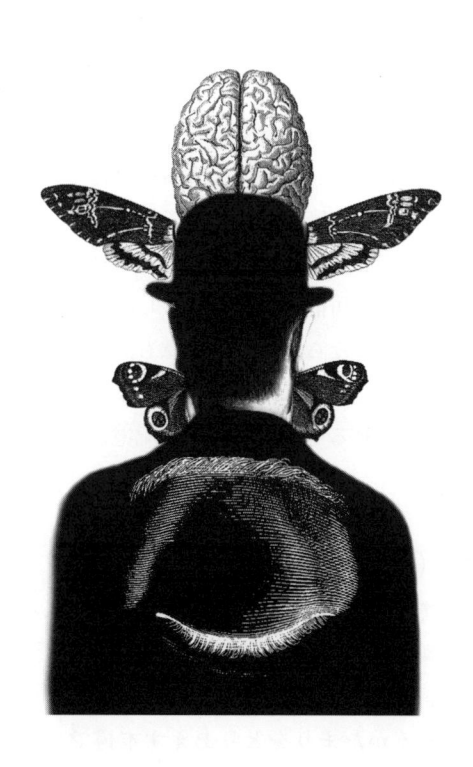

A. 記憶の流れ

1) 記憶すべき情報の選択

　出来事の記憶には覚醒意識が必要である。しかもただ覚醒しているのではなく，注意が出来事に向かっていなければならない。注意が向けられないと，出来事は大脳に登録されない。

　意識が混濁し注意が混乱した状態では，その時その時の応答ができるだけで記憶として蓄積されることはない。意識障害，注意障害の状態から回復した人が，この期間の記憶を形成できないという臨床的事実がこの推定の根拠である。もちろん，第2章（前脳基底部健忘）で述べたように例外もあるから，決して断定できるわけではない。仮説と考えるべきである。

　夢も例外に属する。われわれは夢の出来事を覚えていることができる。ただ，覚醒後に思い出した内容が実際に夢で経験したことの再生なのかどうかを証明する手立てがない。なんらかのカテゴリー的心像が活動し，その活動を覚醒後再構成した可能性もある。もし，実際に夢で経験したことを記銘し，回収できるとしたら，覚醒も注意も記憶形成の前提とはならないことになる。しかし，それでは考察が前へ進まないので，覚醒，かつ注意活動状態で入力処理されるものについての記憶に記述の的を絞ることにする。

2) 記憶の素材（記憶の単位）

　記憶するには記憶の単位となるものが必要である。この単位として仮定できるのは心が分離可能な心理的表象であろう。ただし，表象（representation）という言葉は意識下の水準でも用いられることがあるので，意識できる単位性あるかたまりをとりあえず本書では心像（心的イメージ）と呼ぶことにする。心像には外界の事物に対応する具体心像（あるいは知覚心像）と，自己が立ち上げ，必ずしも外界とは対応しない抽象心像

A. 記憶の流れ　153

が区別できる。知覚心像は五感を介して入力される感覚情報から構成され，われわれの外界経験の基礎をなす。建物，川，空，人物などはすべて知覚心像である。あるいはまとまった一つの風景が浮かぶとしたら，そのまとまりも知覚心像のカテゴリーに入る。動く，歩く，落ちる，飛ぶ，など動きのイメージも知覚心像である。これに対し，抽象心像は直接に外界が翻訳されたものではなく，われわれの心が操作し，作り出す心像である。知覚心像と違い，明らかな形を結ぶことはない。したがってとらえどころがない。しかし，なんとなくその意味を思い浮かべることができる。

　家，世間，社会，国などというのはすべて抽象心像である。予想する，考える，悩む，などという心の動きも，動きとしてとらえることができるのは，非形態性の心像が作り上げられているからである。心像にマッチできる客観現象が外部に存在するわけではない。科学が作り出す概念もすべて抽象心像である。引力や電磁力などというものの存在をなんとなく理解できるのは抽象心像を形成できるからである。

　この知覚心像と抽象心像がわれわれの心理過程の単位である。そして，これらの心像の単位性を確実なものにするものが名前である。知覚心像も抽象心像も名前を与えられることで，心理的な単位としての操作性を獲得する。たとえば桜の知覚心像はサクラという名前を獲得することで操作可能な概念となる。それまで区切りもはっきりせず，ぼんやりした知覚心像をなしていたものが，サクラという名前を与えられることで，その他大勢の花や木から分離され，くっきりと見分けられるサクラ概念となる。

　ここで概念とは名前とそれに対応する心像の複合体と定義しておこう。すなわち思考の単位となりうるものである。桜の色はそれだけでは桜の知覚心像の一部にすぎないが，桜がサクラという名前を獲得すると，今度はそのサクラという名前を類似知覚心像の描写に転用することが可能となる。たとえばサクラ色の頬などという使い方が可能となる。桜本体にぴったりと貼りついていた色の知覚心像が，概念化されたとたんに，少女の若々しい頬の知覚心像へやすやすと飛び移るのである。つまり，桜が概念化されると，サクラという名前に操作性が生じる。

概念生成の契機としての名称の役割は抽象心像の場合はさらに高い。た
とえば，少し唐突だが，昔の中国人や日本人が倫理の柱として大切にして
きた概念に「義」というのがある。今，この言葉を聞くと，なんだかむず
かしそうに感じられるが，もともとはきわめて素朴な感情をもとに形成さ
れた概念であろうと思われる。おそらく人間が集団で社会を作り，維持し
はじめたときに必然的に必要とされた行動原理の一つであったであろう。
誰かが襲われた時，ただ逃げるのではなく危険承知で救援に赴くという英
雄的行動は長い目でみれば明らかに集団の維持に有利に働くであろう。

実際このような利他的行動（altruism）を生物学的側面から説明する試
みが行われている（たとえば，Dawkins, 1976；Wilson, 1978）。集団の危
急に臨んで，このように誰から命令されるわけでもないのに，自発的に自
己犠牲を伴う集団の防衛へと走ろうとする心の動き（筆者のジャルゴンで
は抽象心像）が，集団構成員のすべてに共有されていたからこそ，その抽
象心像を「義」という言葉で切り取り，概念化することが可能となったの
に違いない。まず，社会構成員の心にまたがる共通心像が存在し，それが
義という名称を獲得したのであって，決してその逆ではない。知覚心像と
違い，抽象心像は名称を与えられない限り取り出せない表象であるが，い
ったん名称を与えられると自由な操作性を獲得するのは知覚心像の場合と
まったく同じである。

またまた脱線するが，この順序が逆になると，その概念はなかなか心に
定着してくれない。たとえば，「(市民的)自由」というわが国には行動原
理としては存在しなかった概念がある。この言葉はフランス革命以来，
大々的に世界に売り出された。これがなかなか定着しない。われわれの心
の中では，気ままとか自己主張とかとの区別がつけにくい。もともと日本
人社会の行動原理として，われわれの心の中に自由という名称に対応する
抽象心像が形成されていたわけではないからである。自由という新しい概
念が，その言語的説明つきで舶載されたのである。心像に名前がつけられ
るのは自然な成り行きであるが，名前から心像を構築するのはあまり自然
な成り行きではない。肉化されたものが言語化されるのでなければ所詮は

無理である。初めに心像ありき，でなければならない。

　話を元に戻すが，われわれが出来事を経験し，叙述し，記憶できるのは，こうした心像を大量に保持（記憶）し，駆使できるからである。これらの心像を土台に状況が理解され，情景（シーン）が取り込まれる。たとえば，筆者が大学からの帰途，薬局に立ち寄って，歯ブラシを3本買ったとする。この記憶は多分1か月は持続するかもしれない。それ以上は今の筆者の頭では保障の限りではない。この場合この出来事は，大学，帰る，薬局，入る，歯ブラシ，3本，買う，という心像の組み立てとして経験される。それも動きのあるシーンとして経験される。もちろん，この出来事のシーンの組み立て方は人によって異なる。シーンというと，自己の外部にあるものが想像されるかもしれないが，ここでいうシーンには当然自分の行動が組み込まれている。「見えたもの」としてのシーンではなく，自分が中核に入った「参加したもの」としてのシーンである。

　さらに，取り込まれるシーンは選択的，断片的である。自分の行動を俯瞰的にとらえる場合もあれば，ズームインしてとらえる場合もある。自分の過去を思い出してみると分かることだが，過去のある時の行動がまるまる再生されることはまずない。取り込みの段階ですでに選択されているのである。こうしたシーン経験の素材となる概念心像がほかならぬ意味記憶である。意味記憶がないと，出来事記憶はまとめにくい，という言い方もできよう。

　幼児期（2～3歳まで）の記憶は忘れさられていることが多い。幼児期健忘（childhood amnesia）という名前で知られている現象である（Sheingold et al, 1996）。おそらく概念心像が十分に成立していない段階での経験は分離・整理された形では脳に書き込むことができず，知覚心像だけを使って書き込まれるため，消滅しやすいのかもしれない。じっさい子供に今何をしてきたかを尋ねても要領を得ないことが多い。「あのね，あのね，わかんない」，というようなことになってしまう。

　スーザン・シャラーは『言葉のない世界に生きた男』という本の中で，生まれた時からの聾でしかも教育を受けるチャンスをまったく与えられず

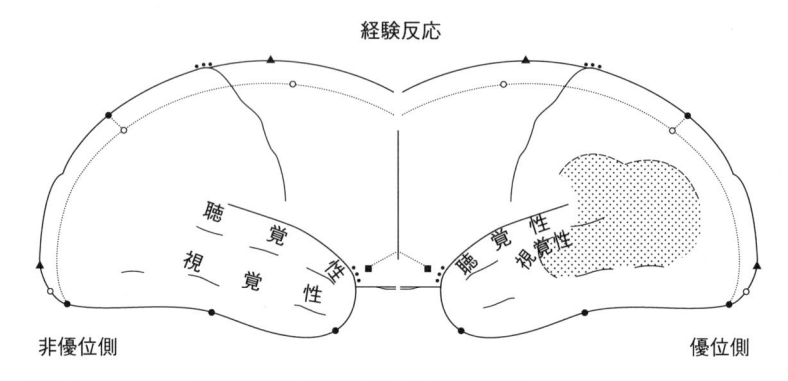

図40 Penfieldが経験反応を引き起こした脳領域

言語非優位半球（右半球）では上側頭回を中心に聴覚性反応，その他の側頭葉領域を中心に視覚性反応。言語優位半球（左半球）では上側頭回中心に聴覚性，その下方言語領域（点描部）の前方で視覚性反応。（Penfield, 1963）。

に育ってきたあるメキシコ人に手話を一から教え込んだ経験を語っている（スーザン・シャラー，1993）。著者は主人公のイルデフォンソがかなりの語彙（手話による）を手に入れた段階で，彼が言葉を覚える前にどのようなことを考え，どのような生活を送っていたのかを引き出そうと試みるがうまくゆかない。

ところがある時，聾者の仲間の会合に出て，出席者の一人が初めて飛行機に乗った時の興奮を全身を使って追想するのを目撃する。

「若い男は両腕をひろげて飛行機そのものになり，ドシンドシン，ブルブルブルといった離陸の瞬間を迫真的に演じた。彼はそれから片手を上げて，飛行機がだんだん小さくなって空高く飛び去るさまを表現し，ついで旅客となって椅子に楽々と腰を下ろし，世界とその住民がまるで玩具のように小さくなって行く様子を眺めているところを実演した。ひょいと顔を上げるとスチュワーデスが『何なりとご用を承ります』と言わんばかりにかたわらに立っていると言った場面も演じ，下界を見下ろし，侍女にかしずかれている王侯の気分になっているらしかった」。著者は「彼らの言葉なしの交流の自在さに，感嘆の思いを禁じえなかった」と述べている。言

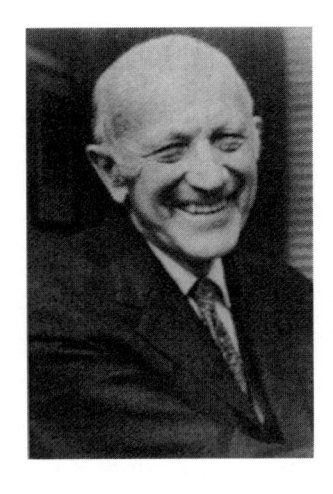

図41 Wilder Penfield (1891-1973)
米国，カナダの脳神経外科医。モントリオール神経学研究所施設長として中枢神経生理学，脳神経外科学に寄与した。とくにてんかん学と外科学に関する論文と著書も多く，小説まで書いた人としても知られる。

葉のない世界では経験はこのように語られ，伝えられるのであろう。

　視覚心像は視覚連合野，聴覚心像は聴覚連合野，体性感覚性心像は体性感覚連合野をキー・ステーションとして形成される。視覚野・視覚連合野が破壊されると視覚心像は経験されなくなる。逆に視覚連合野が興奮すると視覚性幻覚が生成される。聴覚についても，聴覚野・聴覚連合野が破壊されると，聴覚心像は生成されなくなる。一方，聴覚連合野の興奮は幻聴を引き起こす。

　身体図式のゆがみや異常は体性感覚連合野の異常と密接に関連づけられている。意味を有する記憶心像は様式横断性連合野に形成される (Mesulam, 1998)。たとえば，身体や身体部位の概念は左半球の頭頂葉連合野に成立する (Suzuki et al, 1997)。道具など外在物の意味記憶は左半球の下部頭頂葉から側頭葉にかけての領域で生成される (Damasio et al, 1996 ; Yamadori et al, 1992)。

　Penfieldらはてんかん患者の側頭葉皮質の一部に電極を置いて，一定の電流を一定の時間流すと，過去の経験の一部と思われる複雑な聴覚性幻覚（誰かが電話で話している）や，複雑な視覚性幻覚（セブンアップの建物とハリソンベーカリーの建物が見える），さらには両者の混在したシーン（旅まわりのサーカスの動物運搬用のワゴン車がたくさん見える。夜遅い。

声が聞こえる) がしばしば経験されることを報告している (Penfield et al, 1963)。しかも，このような複雑な経験 (シーン) が生成される領域は単純な聴覚性幻覚や視覚性幻覚が生成される領域と異なっていることを示唆している。その領域は，聴覚性幻覚の場合は左右の上側頭回領域，視覚性幻覚の場合は右半球では後頭葉前方から中・下側頭回全域，左半球では上側頭回中央部から後方，一部中側頭回に広がっていた (図40)。

同じ研究所の後継者であるGloorらのその後の再検討によると，これらのいわゆる経験性幻覚は側頭葉内側の海馬・海馬傍回，それに扁桃体などが刺激されない限り生じないという (Gloor et al, 1982)。Penfieldらは皮質の表面に電極を置いており，脳実質に刺入したりはしていない。精度はGloorらの方が確実に高い。しかし，53例のてんかん手術例の24例でこのような幻覚を賦活させている。さらに，視覚性幻覚と聴覚性幻覚の賦活部位はきれいに分離されている。つまり規則性が認められる。

この事実と，深部辺縁系でしか幻覚は賦活されないとするGloorらの事実とがどう整合するのかは筆者にはよく分からない。ただし，どちらの場合も，賦活されるシーンは断片的なものであり，ストーリー性を持つものではない。この点は留意しておく必要がある。少なくとも，Penfieldらがマップした側頭葉領域とGloorらの記録した海馬・海馬傍回・扁桃体系の間には強い機能的結合がある，と考えてよいと思われる。

これをまとめると，出来事の記憶のうち，個別的な知覚心像は感覚連合野で成立し，これらが複合する心像は頭頂連合野，さらには側頭葉の連合野でまとめられる。さらに，これらの心像が複数個動員されて構成される情景表象 (シーン) の成立には側頭葉外側面，中でも上・中・頭回が関与する。これらの情報が辺縁系によって賦活され，意識化される，という流れが読み取れる。

3) 出来事記憶の構造

概念心像 (意味記憶) がある程度集積されると，自分の生活の経験 (出来事) が整理できるようになる。つまり叙述できるようになる。出来事は

時間的・空間的枠組みの中に展開する。主人公は本人である。さきほどの「筆者が大学からの帰途，薬局に立ち寄って歯ブラシを3本買った」という出来事は，仙台市青葉区の国道48号線（通称作並街道）沿いにある薬局とその周辺という空間と，ある冬の夜という時間帯で生起した。主人公は筆者である。この記憶には62歳の主人公の歯ブラシを変えないとまた歯周炎がぶりかえすぞ，というその時の自分の健康に対する状況判断など，個人的心理状態が重なっている。出来事は決して出来事だけが単発で起こるのではない。出来事は客観的3次元世界に生じた事件系列（シーンの連続）とその時の自己の心理経験（外在化できず，第3者が観察できないもの）の複合である。この両者が記憶として大脳に入力される。前者には事件系列，場所，時間などが含まれ，後者にはその時のからだの状態，感情，思考の流れなどが含まれる。後者は正確にはもともと本人が把持していた心像である。これが事件に合わせて「再入力」される。

　エピソード記憶は理論上，自伝的記憶と社会的出来事記憶に分離される。自伝的記憶は主人公としての自己が行動した記憶であり，社会的出来事の記憶は自己とは直接的には関係のない世界に生じた出来事の記憶である。「筆者が大学からの帰途，薬局に立ち寄って，歯ブラシを3本買った」を覚えていたとしたら，これは筆者にとっては自伝的出来事の記憶である。

　一方，「愛媛県の水産高校実習船が高校生を乗せハワイ沖で実習中，真下から浮上してきた米国の原子力潜水艦に突き上げられ，一瞬の間に転覆，沈没した」というニュースをなんらかのメディアで知り，記憶したとしたらこれは社会的出来事の記憶である。自伝的出来事では自己の行動（その時の身体運動）や，感情（その時の身体状態を含む）が記憶の重要な部分を占める。一方，社会的出来事では言語（口コミ，新聞，テレビなど）および視覚（テレビなど）を媒介にして出来事が経験される。別の言い方をすれば，社会的出来事ではすでに語られた（まとめられた）情報がまとまった形で知識として経験される。感情も参加するが，それは出来事についての感想であって，自己参加の感情ではない。時間・空間の枠組み

も経験されない。当事者の時空間は社会的出来事の時空間とは別の次元にある。事件を見，あるいは聞いている当事者は坐っていたり，横になっていたり，食事をしていたり，誰かと対話をしていたりしており，出来事には参加していない。出来事の時空間（ハワイ沖。ハワイ現地時間で夕方○○時）は概念として伝えられるだけである。したがって自己が主人公の自伝的出来事（出来事それ自体）と，メディアを媒介に取り入れられる出来事（出来事の知識）の記憶は，同じエピソード記憶といっても大きく性質が異なることに注意が必要である。後者には意味記憶との移行性が認められる。

　出来事はどのような形で神経系に登録され，把持されるのであろうか。おそらく，出来事がそのままの形で，神経系に読み込まれるということはないと考えられる。出来事の記録に用いられる知覚心像じたいがすでに外界の正確な反映ではないことはすでに述べた。感覚入力をなんらかの形でカテゴリー化したものが心像なのである。この段階ですでにある程度の変容が生じている。心像の複合である出来事の場合には，複雑な出来事を自分の心の間尺に合わせるよう，さらに一層のカテゴリー化が行われる可能性がある。

　われわれはすべてに注意を払うことはできない。必要なことに注意を集めるのである。薬局で歯ブラシを買ったとして，買ったことはちゃんと書き込まれたとしても，どんな人とどんな風にお金と物の受け渡しをしたかまでがちゃんと書き込まれたかどうかは，その時々の事情によって異なるであろう。お金の受け渡しが順調に進められた場合には，そのことは特別の印象を喚起せず，ただ「買う」という抽象化された行動としてしか記憶されないであろう。そもそも出来事をそのまままるごと登録する仕掛けは脳には用意されていない。

　行動に関していえば，身体各部分の動きに関する情報は体性感覚系に入る。空間に関する記憶は背側視覚系に入る。空間を移動する記憶は内側頭頂葉に入る。薬局の風景は腹側視覚系に入る。歯ブラシを手に取ったり，お金を渡したりする感覚はやはり体性感覚系に入る。このようにいったん

A. 記憶の流れ

バラバラにされ，分散して入力された情報が，最終的には自分をも含んだまとまりあるシーンとして心像化されるのである。これら分散して入力された経験が一つの経験としてまとめられるためにはこれらの情報が同時に神経系を興奮させたという同時性の記録が必要である。この分散情報の同時生起の記録はネットワークの同時的な変化そのものとして記録されている可能性が高いが（Edelman, 1989），特殊な時間コード系の存在を仮定する立場もある（Damasio, 1989）。

エピソード記憶は複数の心像からなる変化するシーンの記憶である。シーンは心像という意識に取り出しやすい形で神経系に常に存在するものではない。時々刻々生成され，時々刻々消滅する。意識はその時必要な心像をごく少数かかえることができるのみである。すべての心像は蓋をされて意識下につまっているという考え（フロイトにはじまる無意識説）もあるにはあるが，ちょっと無理ではなかろうか。

脳に常時存在するのは心像ではなく，膨大な数のニューロン・ネットワークであり，そのネットワークにつながるさらに膨大な数のシナプス結合である。そしてこの膨大なネットワークを行き交うのは神経インパルスであって，心像ではない。心像はなんらかのメカニズムによって一定の結合を持つネットワーク上の神経興奮のパターンに変換され，保存される。このような変化は脳波や脳磁図による電磁場変化，あるいは機能的MRIやPETによる血流変化としてとらえられる。あるいはニューロン自体の放電パターンの変化としてとらえられる。

こうした結合パターンを作るためのシナプス疎通性を決めるのは，シナプス膜を構成する蛋白質のような物質の性質の変化なのか，あるいはもっと別の性質の変化なのかはなおよく分からない。いずれにしても，心像はいったん神経系の物理・化学的な変化として保存される。

ところで記憶の基盤をなしているこれらニューロンネットワークは1度形成されると，後はそのままのパターンを維持し続けるものなのだろうか。それともそのネットワークを消滅（あるいは劣化）させないためにはある程度安定するまで，たえず活動させつづけておかなければならないの

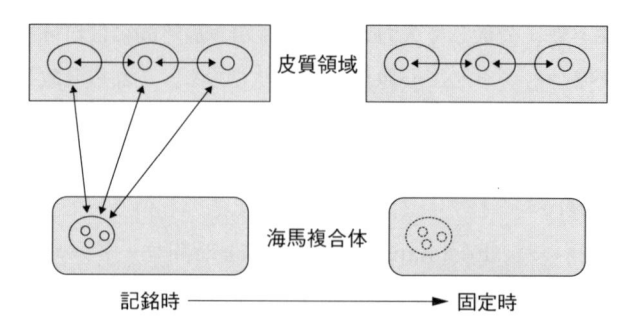

第6章 記憶の心理構造，統合的理解へ向けて

図 42-1 記憶ネットワークにおける海馬の役割。Squireの説（藤井 2000）

だろうか。

記憶研究の雄であるSquireらは，ずいぶん以前から大脳連合野に形成された記憶ネットワークの相互結合の安定化には，海馬・海馬傍回と大脳連合野を結ぶ記憶回路の一定期間の持続的な活動が必要であると主張している。そしてその理論的根拠を海馬・海馬傍回性健忘に認められる逆向健忘が長くても数年であり，それより古い記憶の追想は障害されない，というよく知られた臨床的事実に求めている。彼らの考えでは，海馬・海馬傍回のいわゆる内側側頭葉系は大脳新皮質連合野のあちこちに貯蔵される出来事についての断片的情報を一つにまとめる役割を担っており，出来事記憶ネットワークの結節点を成している。しかし，この結節の働きは数年たてば，必要がなくなり，大脳皮質間だけで記憶ネットワークが維持できるようになる，というものである（図 42-1。Squire, 1988；1991；1995）。

これとは異なる考えも提出されている。たとえば Nadel, Moscovitch, 藤井などは（Nadel et al, 1997；Fujii et al, 2000；藤井, 2000）記憶固定の働きは一定期間で終わるのではなく，終生続くと考えている。この仮説の面白いところは古い記憶は固定されてどこかにしまわれているのではなく，しょっちゅう再生されていると考えるところである。いったん経験した記憶はさまざまな時に絶えず再生される。再生は一種の出力だから，いったん意識へ出力されることになる。あるいは異化される，という

A. 記憶の流れ　163

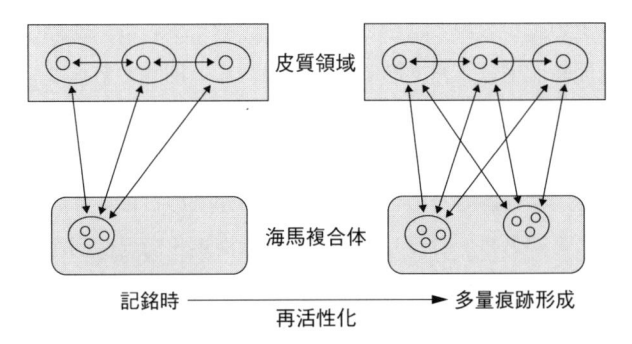

図 42-2 記憶ネットワークにおける海馬の役割。多重痕跡説（藤井 2000）

表現も可能かもしれない。

　この再生された記憶はその段階で再び神経系へ読み込まれる（既述の再入力現象）。ある時自分が考えていたことが，後で思い出せるのはその考えが再びまた読み込まれているからである。それと同じことが絶えず古い記憶にも起こっていると考える。この読み込みは再生されれば必ず起こるが，最初の読み込みとは読み込まれる状況が当然異なっている。したがって同じ内容ながら異なった文脈で読み込まれることになる。異なった文脈での読み込みには海馬の新しい活動が必要である。つまり，海馬には出来事をまとめるための新しい結び目（node）が作られる。海馬が結び目の役を果たしているという点ではSquire説と同じだが，結び目がどんどん増殖するという点がSquireの説とは大きく異なっている（図42-2）。

　こうして再生ごとに，海馬と他領域との結合はだんだん強化される。この説は提唱者によって多重記憶痕跡説と名づけられている。逆向健忘でより直近の記憶が侵されやすいのは直近の記憶ほど海馬の結び目の数が少ないためである。遠い記憶が保存されやすいのは海馬の結び目の数が多いために，結び目すべてが壊されるという事態が生じにくいからである。面白いことにこの仮説も，海馬・海馬傍回健忘のデータを基礎にしている。彼らは，Squireとは逆に海馬性健忘の逆向健忘は決して短く（数年以内）はなく，海馬傍回の破壊が強いと逆向健忘も長くなると主張している。

筆者は以上の二つの説とはやや違うことを考えている。純粋な海馬性健忘症例では即時記憶は正常である。つまり，短い期間であれば，出来事は登録され，把持され，再生される。問題は把持時間が極端に短いことである。しかし，覚えるべき内容によっては把持されている時間はもう少し長い場合もある。すなわちその日は覚えているが次の日はもう思い出せなくなっていることがある。こうした事実からは海馬・海馬傍回領域が出来事記憶に決定的に重要だという結論は引き出しがたい。出来事の読み込みと引き出しは海馬・海馬傍回なしでも可能だと考えた方が納得しやすい。

　さらに，海馬・海馬傍回損傷による健忘においては，その損傷が脳炎や外傷など1回性で進行性でない場合，いったん障害されていた過去の記憶の追想能力はすこしずつ回復する。それも順序があって，現在より遠い過去（より若い頃）の記憶から回復し始め，最後に最近数年から数か月の近過去の記憶想起障害だけが残る。海馬の損傷が軽いほど，この逆向健忘の期間は短くなり，うまくゆけばまったく残らないこともある。この事実も海馬自体に記憶が読み込まれていないことを示唆している。海馬が出来事記憶のネットワークの一部であるならば，海馬損傷のためにいったん想起できなくなった記憶が遠い方から順序正しく，また追想できるようになるという事実は説明困難である。記憶のネットワークが無傷であったからこそ，完全な回復が起こるのではなかろうか。特に前向健忘が完全に回復し，強い逆向健忘も回復した例で，なおかつ1年ないし数年の逆向健忘を残す症例（孤立性逆向健忘）の説明は困難である。

　では無傷のネットワークがどうして一時的に機能を停止し，想起不可能な状態に陥るのであろうか？　おそらく，海馬・海馬傍回領域は，いったん新皮質連合野に読み込まれ，いったん形成された記憶痕跡をなんらかの形で下支えする働きを担っているのではなかろうか。この働きをネットワークの一部をなしているといってしまえばそれまでだが，問題はその役割の内容である。この領域（海馬・海馬傍回）が生起事象そのものの記憶の一部を分担しているとは考えにくい。海馬・海馬傍回はある出来事の取り込みに際して，複数の皮質間に立ち上げられる記憶痕跡生成ネットワーク

A. 記憶の流れ　165

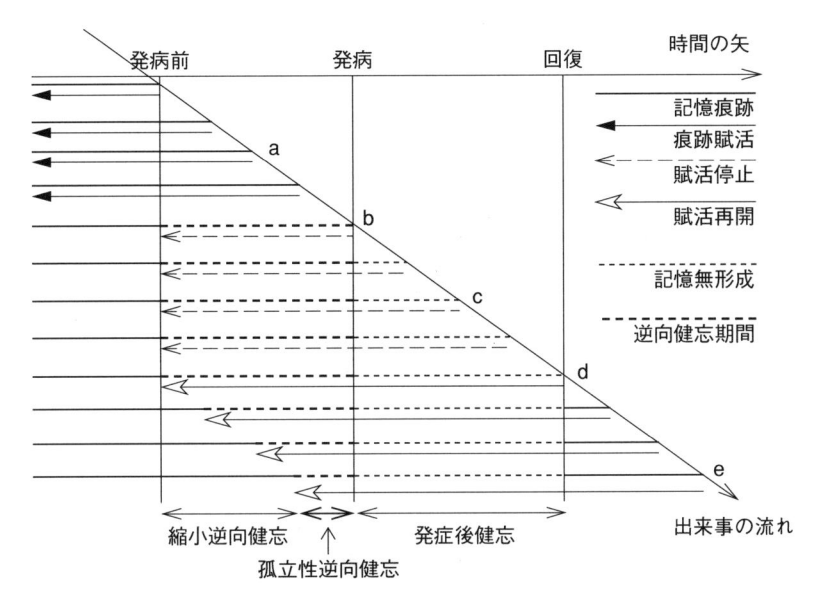

図43　海馬賦活機能説による孤立性逆向健忘の説明（Yamadori, 2001）
斜め下への流れが実生活の時間。黒の実線（矢印なし）が登録された記憶痕跡。黒の実線（矢印つき）が痕跡への持続的賦活の働き。時点bで健忘発症。記憶形成不可能（点線）。逆向記憶も賦活が止まる（破線矢印）ため記憶痕跡の追想も不可能（点線）。時点dで回復始まる。痕跡への賦活再開。賦活量が一定に達した部分は追想可能となる（縮小逆向健忘）。一定量に達しなかった（実線。白矢印）部分は健忘が持続（孤立性逆向健忘）。

に，生成メンバーとして参加するのではない。記憶痕跡それ自体は皮質間ネットワークだけで立ち上げられる。海馬はこのできたてほやほやの記憶痕跡をもう一段下の水準（階層）から，壊さないように支える（賦活する）役目を担っているのだ，と考えたい。海馬・海馬傍回損傷はこの下支えの働きを止めるか，弱めるのである。つまり，記憶痕跡を作り上げているネットワーク自体は壊されていないが，意識水準までは持ち上げられない（追想できない）状態に陥ってしまうのである。

　たとえば，スライド投射に用いるフィルムはそれだけであるシーンのデータを全部保持している。しかし，一定の強さの光を通さないとスクリーンに投影することはできない。皮質間ネットワークと海馬・海馬傍回系は

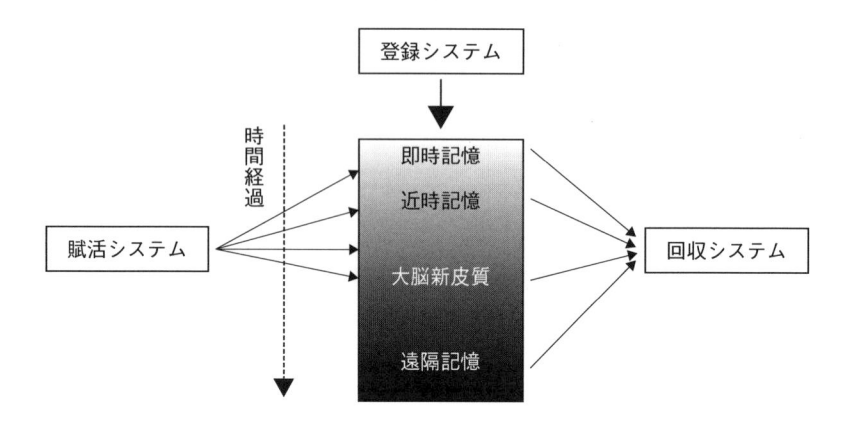

166　第6章　記憶の心理構造，統合的理解へ向けて

注：濃淡は海馬系からの賦活量の多さ。
濃いほど賦活量が多い。

図44　記憶の構造

スライドと光源の関係に似ているように思われる。両者の関係はきわめて密接だが，同じ次元の並列的な関係ではない。性質の異なるものの垂直的な関係なのではなかろうか。もし海馬・海馬傍回領域が機能を回復すると，この賦活機能が回復し，眠っていたネットワークが再び賦活され始める。賦活は量的なもので，その量は賦活時間の長さに比例する。つまり病前に賦活されていた時間が長い記憶ほど，賦活再開後の賦活時間は短くても，意識に呼び出されやすい状態に戻りやすい。病前の賦活時間が少ない部分は，より長時間の再賦活が必要となる。つまり，回復後時間がたたないと，意識に呼び出しやすい状態になりにくい。こう考えると逆向健忘がより古い記憶から回復してくる理由が説明可能である。この仮説を図に示す（図43。Yamadori et al, 2001）。

　賦活がどのような神経学的働きの表現であるのかはよくわからない。おそらく意識が睡眠水準から覚醒水準へ移行するのと類似の，生活経験に対して特異的ななんらかの賦活機構が存在するのであろう。この仮説によれば，健忘が海馬・海馬傍回だけでなく，乳頭体・視床などの間脳領域，さ

らには前脳基底部など，多様な領域の損傷で生じること，そのいずれの場合にも回復に際しては逆向健忘が見られることなど，健忘症状が必ずしも海馬・海馬傍回領域だけの問題でないことを理解しやすくなる。これらの，その損傷が健忘を発症しやすい領域はすべて大脳の内側で中軸に近い領域に位置しており，Yakovlev（1948）が最内側系および中間系と呼んだ領域に属している。最近 Damasio が中核意識（core consciousness）にかかわるとみなしている領域である（Damasio, 1999）。すべて意識や情動との関係が最も密接な領域である。

　皮質も細胞構築学的には古皮質，旧皮質，中間皮質に属している。いくつかの核も含まれている。大脳新皮質とは明らかにその構造が異なっており，情報処理の仕組みも新皮質系とは性質が異なっている可能性がある。海馬傍回だけでなく，広くこの領域の損傷で出来事に対する健忘が生じるのは，日々の生活の記録の刻印に，この発生学的に古い領域が重要な役割を果たしてきたことの証であろう。記憶痕跡形成領域と賦活領域の関係を図に示す（図44）。

4) 出来事記憶の読み出し

　生活記憶の再生はよくテープレコーダーやビデオレコーダーの再生に比べられることがあるが，明らかに誤った連想である。テープが再生するものは何度再生してもまったく同じ内容であるが，われわれが記憶から呼び起こすものは決して，まったく同じ内容ではない。再生ごとに微妙に異なっている。話に尾ひれがつくという表現があるが，実際にもその通りで，語られるごとに少しずつ変容する。尾ひれがつくのが人間にとって自然なことで，尾ひれがつかない方が不自然と考えてよいくらいである。

　すでに本書のあちこちで考えてきたように，心理的な活動とはすべてその時その時，自分が自由にできる心像の再構成であり，創造である。視覚性心像のような客観世界にもっとも近い情報であっても，実はカメラが写す写真のようなものではまったくなく，大脳視覚皮質が形，色，深さ，動きなど，さまざまな属性を再構成して，その時その時に作り上げるもので

ある (Zeki et al, 1994)。

　視覚心像にして然り。ましてや，さまざまな知覚様式を統合して作り上げられる様式横断性心像に至ってはもっとずっと複雑な再構成課程が働いている。まとまりあるシーンとなると，事態はさらに複雑となる。人により，時間によって同じ出来事がさまざまにまとめられたとしても決して不思議ではない。出来事の再生が実は「再生」でなく，「再構成」であることを強く示唆するのは前脳基底部性の健忘である。すでに取り上げたようにこのタイプの健忘では，強い作話が見られることがあるが，その内容をよく検討すると，作話の材料（記憶単位）は本人が実際に経験していたことであることが多い（Damasio, 1985；安部ら，2001）。

　たとえば，次のような症例。
　50歳代のある会社の営業担当部長である。前交通動脈分岐部にできた動脈瘤が破裂して，周辺の前脳基底部領域に損傷を生じた。この人は現在入院中であるにもかかわらず，どうしてもそのことを覚えることができない。本人のいる場所は，仙台から少し離れた某市のある施設だという。それも東北大学関連の施設だという。1週間後，ここが東北大学附属病院であることは覚えられるようになった。しかし，自分が入院患者である，ということはまだなかなか覚えられず理解できない。

ここはどこですか？
　「病院の管理部総務課です」
あなたはここで何をしているのですか？
　「課長みたいなもので」
ベッドなんかありますよね
　「寝たり起きたりできるようになってるんで」
じゃ私は何者？
　「先生です。管理部のトップみたいなもんで」

このような状態は通常，意識障害の1症状のように思われているが，記憶障害ととらえるべきである。本人はここが病院で，自分が病気で，患者として入院中という，生活の大きな枠組みを何度聞かされても覚えられない。覚えているのは，自分がある会社で長年総務の仕事をやってきて，今は課長で毎日忙しい，という日常生活の大きな枠組みである。この枠組みの記憶はしっかりしていて，現在目に飛びこんでくる諸々の事象は，すべてこの枠組み，別の表現を使えば，生活参照系（frame of reference）のようなものに吸収されてしまう。病院という場所の名前は覚えられたが，その個別的記憶は，会社人間としての生活参照系にはりつけられてしまう。つまり間違った形に再構成される。だが，課長そのものではない。そこまで確信はない。まわりの様子は明らかに違う。だから「課長みたいなもので」ということになる。ベッドが並んでいますよ，と相手は言う。確かにベッドが並んでいる。間違いはない。なんで，総務課にベッドがあるの？　臨戦体制で，いつでも仕事ができるように寝たり起きたりして頑張っているんですよと，やはり会社というしっかり居座っている記憶の枠組みに，ベッドという知覚表象をはりつけて説明してしまう。しかし，筆者は先生（医師）なのである。医師が回診している，とちゃんと知覚しているのである。だからといって，ここは病室にはならない。筆者は管理部総務課の「トップみたいなもんで」。確信はない。ないけれども，やっぱり会社という認知マップに乗せないと，世界がまとまらないのである。

　この症例が教えてくれることは生活記憶の大枠，つまり自己定位のための生活の枠組みの記憶と個別の知覚表象記憶が解離しうるということである。そして，この二つの記憶のうち，生活の枠組みの記憶（病気で病院にいる）を呼び出すことができないが，個別の知覚表象系の記憶（病院である。医者がいる。ベッドがある，などなど）は一応呼び出せていると考えられる。

　生活の枠組みの記憶は日々の出来事を関連づけ，文脈を整理するのに重要な役割を果たしている。会社なら，会社という生活の枠組み（上位概念というべきか）が個別事象の整理に働いているのである。Hodges（1993）

はこのシステムを「主題回収の枠組み（thematic retrieval framework）」と呼んでいる。彼の症例では海軍時代の生活の枠組みが記憶回収に際して常に影響を及ぼしていた，と解釈されている。

あるいは，次のような症例。

やはり，前脳基底部損傷による健忘患者。この人は健忘自体はそれほど強くないが，作話が目立つ。それもごく自然な態度で，話し方にまったく破綻がないため，知らない人だとすっかりだまされてしまう。最初の主治医がたわむれに「うそつきさん」，と呼んでいたくらい作話に不自然さがない。この症例に，最近どこかへ旅行しましたかと尋ねると，〇〇荘へ友達と行き，何泊か滞在してきた，などと流暢に説明してくれた。実は最近友人と出かけたことなどはない。しかし，〇〇荘へは確かに何度か行ったことがあり，泊まったこともある。この場合は，〇〇荘への旅行という病前よく思い出していた強固な参照枠がまず思い出され，そこへいろいろな手持ちの材料を配置して，実際にはない出来事が作り出されたのであろうと考えるとよく理解できる。

この人を1時間ほどかけて診察した日の3日後に，その時の診察を覚えているかどうかを聞いてみた。すると，覚えているという。診察を受けたのはどんな部屋だったか尋ねると，窓から海が見えている部屋だったという。筆者が診察した部屋の窓の向こうは同じ建物の窓がこちらを向いているだけで，とても外の風景が見えるような優雅な場所ではない。〇〇荘は海岸にあり，窓からきれいな海が見えるらしい。以前の〇〇荘の記憶のうち，窓外の風景が診察室の記憶にくっつけられたものと考えられる。この場合は，健忘が強くないこともあって，病院に入院していてそこで診察を受けた，という枠組みの記憶はよく維持されている。この大枠に，ちょっとだけ別の心像を貼り付けて出来事が再構成されたのである。

これらの経験から類推すると，個別事象の想起と枠組みの記憶の想起とは，その神経基盤が異なっている可能性がある。そして，出来事の記憶を正しく再生するにはこの二つの性質の異なる記憶を正しく重ね合わせる必

A. 記憶の流れ　171

要がある。そのような重ね合わせに，前脳基底部を中心とする領域が大きく貢献しているのであろう。

　臨床経験からすると，前頭葉外側面の損傷で強い生活記憶の障害や想起の障害が起こることはほとんどない。しかし，機能画像の研究では前頭葉（主として前頭前野）が出来事記憶の想起に重要な働きを担っている可能性が指摘されている。たとえばTulvingはそれまでのPETによるエピソード記憶（といってもそれまでのPET研究に用いられた課題は単語，視覚形態，顔写真など，単純な記憶が多い点に注意が必要）の回収についての研究を見直し，エピソード記憶の回収には両側前頭葉が重要な役割を担っているとしている。さらに左右の前頭葉にはその機能に差があり，右前頭葉は回収により強く関与し，左半球は回収とその回収したものの再読み込みに関与すると考えると，それまでに発表されたデータはすべて矛盾なく説明できると主張している（Tulving et al, 1994）。

　この仮説は記憶の読み込み・取り出しにおける半球非対称仮説（HERA仮説：Hemispheric Encoding/Retrieval Asymmetry Hypothesis）として広く知られるようになった。しかし，最近の見解では想起すべきものが複雑になると，左前頭前野の関与がさらに強まることが明らかにされている（Nolde et al, 1998 a, b）。

　さらに，Wheelerらは前頭葉と出来事記憶の関連を論じて，前頭前野は単に事実を引き出すのではなく，過去の出来事を自分の経験したこととして，再経験するのに重要な役割を果たしていると主張している（Wheeler et al, 1997）。彼らの表現を用いれば自己意識（autonoetic consciousness：自己の経験を自己のものとして表象する能力）を想起内容に付加する働きである。この働きには右前頭前野が重要だと主張して，Tulvingの考えを支持し，かつ補強する立場をとっている。

　これらを総合して考えると，出来事を断片でなくまとまりあるものとして，それも自分の経験したこととして，想起するには前頭葉の関与が重要な役割を担っているらしいことが見えてくる。その具体的なメカニズムはなお今後の研究課題に属するが，個別的な情報内容より，それらをまとま

りある出来事に再構成する際の戦略，つまり意図，主題，文脈，自己意識などにかかわる機能が前頭葉とは断定できないまでも，前脳基底部などを含め，海馬・海馬傍回領域より前方に位置する領域で担われている可能性はきわめて高いものと考えられる。

話はサルの実験に飛躍するが，最近，東大の宮下らのグループは前頭葉経由でしか側頭葉記憶系へは到達しようのない実験モデルを作り，前頭葉経由のトップダウン型の記憶想起経路が存在することを見事に証明している（Hasegawa et al, 1998）。

B. 記憶と生活

さまざまな記憶はその用いられ方に特徴がある。その目で記憶の全体像を眺めなおしておきたい。

1) 積み上げとしての記憶

生命体の本質は過程性にある。細胞も器官もすべて代謝活動という過程を生き続けている。この過程が停止したときは死である。精神現象である心もその基盤である神経系の活動も，同じように現在進行中の過程の中にしか存在しない。

記憶も当然，過程性を特徴とする。過去の記憶といえども，どこかの倉庫に「貯蔵」するとか，なんらかの装置に「記録」するなど，静的でモノ的な類比で考えることはできない。記憶痕跡が大脳皮質に形成されるといっても，それはやむをえない言語的表現であり，「痕跡」という言葉どおりに神経系に永続性ある物理的変化が，現在の神経活動と分離された形で形成されるわけではない。神経系に生じた変化はそのまま現在進行中の神経活動の変化に組み込まれて行く。つまり，想起される過去の記憶は，それまで休止状態で呼び出しを待っていた記憶素材が活動の場へ引き出されるのではない。記憶されたものといえども過程性を免れるわけではなく，

常に神経活動を続けており，隣接あるいは重なり合うネットワークからの影響を受けつづけている。

その意味では記憶は時間という過程の上に積み上げられる神経活動の総体であり，過程を生きる有機体そのものである。記憶機能は相互に独立性を保つ認知過程のモジュールの一つなのではなく，認知過程そのものである。Edelman はこのことを「想起される現在」（remembered present）と表現している (Edelman, 1989)。つまり心理過程における現在は現在と記憶（過去）の相互作用としてしか成立しない。過去が蓄積して現在を作っているのである。決して，過去が「記憶」というかたちに異化され，現在から消し去られた後に，現在が出現するのではない。Edelman の思想を分かりやすく広めようとした著書に『記憶の生成』(Invention of Memory) というのがある (Rosenfield, 1988)。この書名には，記憶とは機械的に固定されていたものが再生されるのではなく，その時その時作り出されるものだ，という主張が込められている。

経験を積み上げて現在を形成するのが記憶だと考えると，出来事記憶（生活記憶），意味記憶，手続き記憶には密接な関係が認められる。すなわち，出来事記憶の本質はその経験の1回性にある。もちろんその後も想起が繰り返されるわけだが，実体験としては基本的に1回限りである。一期一会である。意味記憶も初めて経験されるときは出来事記憶として経験される。その後，類似の事象が繰り返されるなかで，出来事の特徴である場所や時間や感情などのマトリックスが捨象され，共通の心像部分だけが抽象され，概念化される。

たとえば，某年某月某日に某市の某会合で，初めて出合った人の記憶は出来事のマトリックスの中に埋め込まれ，生活記憶の構造を持つが，出会いが繰り返され，親しくなるにつれて，その人物については，最初の出会いのマトリックスを離れ，独立した概念が形成されるようになる。つまりその人物の意味記憶が形成される。重度の生活健忘を示す症例でも毎日繰り返し経験する事実はわずかながらでも蓄積される。出来事としては忘れられるが，繰り返し重ね合わされる部分は脈絡はないものの，事実として

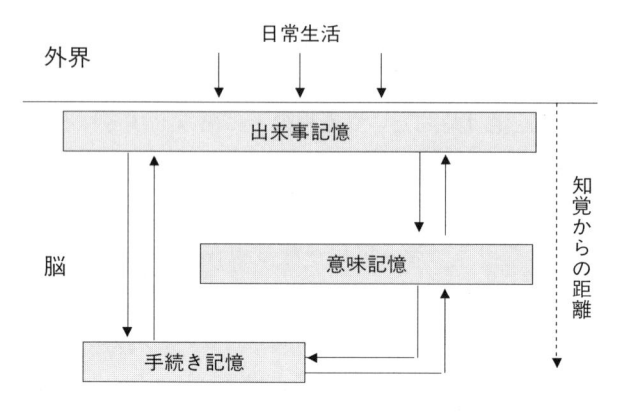

174 　第6章　記憶の心理構造，統合的理解へ向けて

```
外界         日常生活
     ↓   ↓   ↓
  ┌─────────────────────┐        ↑
  │    出来事記憶        │        知
  └─────────────────────┘        覚
     ↓ ↑        ↑ ↑              か
         ┌───────────────┐       ら
  脳     │   意味記憶     │       の
         └───────────────┘       距
     ↓ ↑    ↑                    離
  ┌──────────┐                    ↓
  │ 手続き記憶 │←────
  └──────────┘
```

図45　繰り返しと記憶（山鳥，1990）

（つまり意味記憶として）蓄積される。

　手続き記憶も最初は生活記憶として入力される。しかし，熟練しようとしてその手順を繰り返している間に，複雑な手順の表象は不要となり，手順の部分だけが神経系に蓄積される。意味記憶も手続き記憶も繰り返しの結果生成されるが，前者は表象化され続け，後者は表象化されなくなる点が大きく異なる。しかし，手続き記憶もイメージ化される場合がある。体操選手がイメージをあらかじめなぞることによって実際の練習を補強する，などというのはその例であろう。逆に意味記憶が手順化されることがある。たとえば繰り返して穴のあくほど見続けた対象は自然にうまく描くことができるようになる，などという場合である。3者は決して機能的に切れているわけではない。この3者の関係を図に示す（図45）。

2)　心理時間の流れと記憶

　前項で述べたように，手続き記憶，出来事記憶，意味記憶は時間の流れの中で堆積し続け（別の表現を用いれば，脳の神経ネットワークを変化させ続け），心理的自己の基盤となる。とりわけ自伝的記憶の積み重ねが自己の中核を形成する。もっと限定的には，自己意識の基盤を形成する（Damasio, 1999）。つまり，この3種の記憶は過去を現在化させる働きを

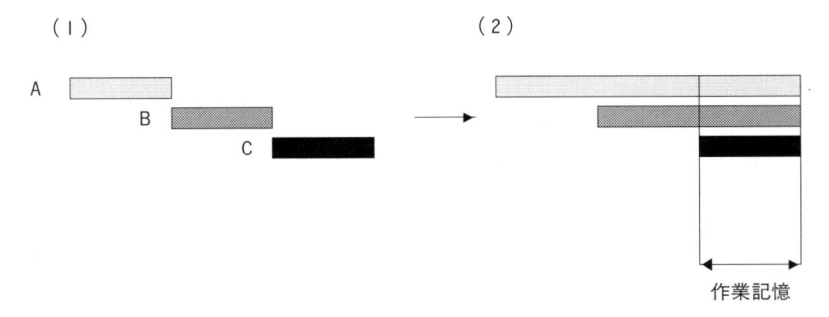

図46 作業記憶の機能(Mesulam, 1998)
作業記憶が発生していない状態(1)では継時的に生じた事象A, B, Cはその時々，別々に処理される。作業記憶が発生すると(2)，事象Aや事象Bは事象Cが生起する時まで把持され，3事象の同時オンライン処理が可能になる。

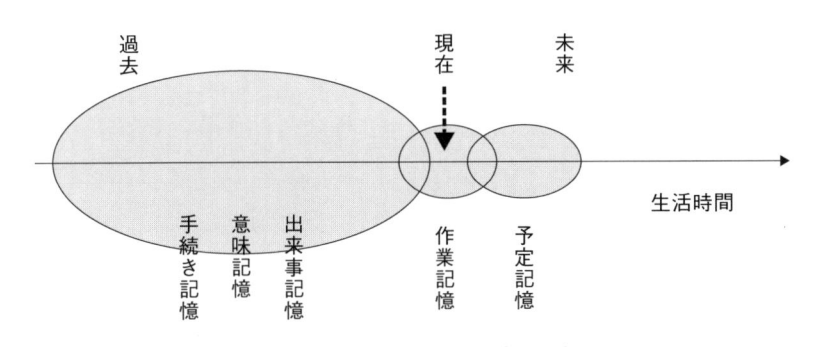

図47 時間の流れと諸記憶の関係

担っている。これらの記憶なしには個人の意味ある現在はありえない。
　これに対し，作業記憶の性質はかなり異なっている。作業記憶は現在の認知活動を達成するために使われる当座の記憶であって，積み重ねられてゆく記憶ではない。把持可能な時間もきわめて短い。この記憶は意識や注意の基盤をなし，現在そのものである。課題達成のための記憶と定義されるため，課題のない時は使われないような印象を与えるが，そんなことはない。周囲および自己の心に何が生起しているかを了解するため，常時働

いている。つまり，複数事象を意識上に短時間，同時的に把持する働きが作業記憶である。たとえば，三つの事象 A，B，C がこの順で継時的に生じた時，時間的にやや先行した事象 A と B を作業記憶上に把持することで，A，B，C の 3 事象の同時比較・同時処理が可能になる（図 46。Mesulam, 1998）。心理過程の現在は物理的時間の現在のように無限に微分化される刹那的時間ではなく，一定の持続時間を持っている。この持続を可能にするのが作業記憶である。

　最後に，予定記憶は現在計画したことを計画達成に向けて維持しつづける働きである。つまり，この記憶はわれわれの心を未来に向けて開放することを可能にする。記憶というより，未来への行動投企能力とでも呼ぶ方がふさわしい認知機能である。

　これらの記憶の生活時間軸上の関係を図に示す（図 47）。

引用文献

Abe K, Inokawa M, Kashiwagi A, Yanagihara T : Amnesia after a discrete basal forebrain lesion. J Neurol Neurosurg Psychiatry 1998 ; 65 : 126-130.
Ackermann H, Daum I, Schugens MM, Grodd W. : Impaired procedural learning after damage to the left supplementary motor area (SMA). J Neurol Neurosurg Psychiatry 1996 ; 60 : 94-97.
Alexander MP, Stuss DT, Benson DF : Capgras syndrome : A reduplicative phenomenon. Neurology 1979 ; 29 : 334-339.
Alexander MP, Freedman M : Amnesia after anterior communicating artery aneurysm rupture. Neurology 1984 ; 34 : 752-757.
Alexander GE, Crutcher MD, Delong MR : Basal ganglia-thalamocortical circuits : Parallel substrates for motor, oculomotor, "prefrontal" and "limbic" functions. Progress in Brain Research Vol. 85 (Uylings HBM, Van Eden CG, De Bruin JPC, Corner MA, Feenstra MGP (eds), 1990, pp 119-146.
安部光代, 大竹浩也, 鈴木匡子, 鈴木麻希, 藤井俊勝, 山鳥重 : 前脳基底部病巣による健忘と作話の質的特徴. 脳と神経, 2001 ; 53 : 1129-1134.
秋口一郎, 猪野正夫, 山尾哲 : 優位側内側視床梗塞による急性発症の健忘症候群. 臨床神経 1983 ; 23 : 948-955.
秋口一郎 : 視床と記憶障害. 神経進歩 1994 ; 38 : 1004-1011.
荒木重夫, 河村満, 塩田純一, 笠畑尚喜, 杉田幸二郎 : 脳弓病変による純粋前向性健忘. 臨床神経 1994 ; 34 : 1031-1035.

Baddeley AD, Hitch G : Working memory. In Psychology of Learning and Motivation (edited by Bower GH), Academic Press, New York, 1974, pp. 47-89.
Baddeley A : Your memory. Penguin Books, 1982. pp 159.
Baddeley AD, Lewis V, Vallar G : Exploring the articulatory loop. Quarterly Journal of Experimental Psychology 1984 ; 36 A : 233-252.
Baddeley A, Wilson B : Frontal amnesia and the dysexecutive syndrome. Brain Cognition 1988 ; 7 : 212-230.
Baddeley A : Working memory. Science 1992 ; 255 : 556-559.
Baddeley A, Barbara A. Wilson : A case of word deafness with preserved

span: implications for the structure and function of short-term memory. Cortex 1993 ; 29 : 741-748.

Barbizet J : Defect of memorizing of hippocampal-mammillary origin : a review. J Neurol Neurosurg Psychiatry 1963 ; 26 : 127-135.

Bechterew W : Demonstration eines Gehirns mit Zerstoerung der vorderen und inneren Theile der Hirnrinde beider Schalafenlappen. Neurol Zentbl 1900 ; 19 : 990-991.

Beldarrain MG, Grafman J, Pacual-Leone A, Garcia JC : Procedural learning is impaired in patients with prefrontal lesions. Neurology 1999 ; 52 : 1853-1860.

Bender MB : Syndromes of isolated episode of confusion with amnesia. J Hillside Hosp 1956 ; 5 : 212-215.（Bender 1960 より引用）

Bender MB : Single episode of confusion with amnesia. Bull NY Acad Med 1960 ; 36 : 197-207.

Benedek L, Juba A : Weitere Beitraege zur Frage des anatomischen Substrates des Korsakowschen Symptomenkomplexes. Archiv fur Psychiatrie und Nervenkrankheiten, 1940-41 ; 112 : 505-516.

Benson DF, Geschwind N : Shrinking retrograde amnesia. J Neurol Neurosurg Psychiatry 1967 ; 30 : 539-544.

Benson DF, Gardner H, Meadows JC : Reduplicative paramnesia. Neurology 1976 ; 26 : 147-151.

Benson DF, Blumer D : Amnesia : A clinical approach to memory. In Psychiatric Aspects of Neurologic Disease Volume II (ed by Benson DF, Blumer D), Grune & Stratton, New York, 1982, pp 251-278.

Benson DF, Ardila A : Aphasia. A Clinical Perspective. Oxford University Press, 1996, pp 101-102.

Benton DL : Differential behavioral effects in frontal lobe disease. Neuropsychologia 1968 ; 6 : 53-60.

Berlyne N : Confabulation. British Journal of Psychiatry 1972 ; 120 : 31-39.

Bogousslavsky J : Frontal stroke syndromes. Eur Neurol 1994 ; 34 : 306-315.

Bonhoeffer K : Die Korsakowsche Symptomenkomplex in seinen Beziehungen zu den verschiedenen Krankheitsformen. Allg Z Psychiat 1904 ; 61 : 744-752.

Brierley JB : Neuropathology of amnesic states. In Amnesia, second edition (ed by Whitty CWM, Zangwill OL), Butterworth, 1977, pp 199-223.

Brion S : Korsakoff's syndrome : Clinico-anatomical and physiopathological considerations. In Pathology of Memory (edited by Tallan GA, Waugh NC) Academic Press, 1969 a, pp 29-39.

Brion S, Pragier G, Guerin R, Teitgen M : Syndrome de Korsakoff par ramollissement bilateral du fornix. Le probleme des syndromes amnesiques par lesion vasculaire unilateral. Rev Neurol 1969 b ; 120 : 255-262.

Brion S, Mikol J, Plas J : Neuropathologie des syndromes amnesiques chez l' homme. Rev Neurol 1985 ; 141 : 627-643.

Broadbent DE : Psychological aspects of short-term and long-term memory. Proc Roy Soc Lond B 1970 ; 175 : 333-350.

Brodmann K : Vergleichende Lokalisationslehre der Grosshirnrinde. Verlag von Johann Ambrosius Barth, Leipzig, 1909. (Kimura Buchhandlung, Tokyo, 1987)

Butters N, Cermak LS : A case study of the forgetting of autobiographical knowledge : implications for the study of retrograde amnesia. In DC Rubin (ed), Autobiographical Memory. Cambridge University Press, Cambridge, 1986, pp 253-272.

Cahill L, Babinsky R, Markowitsch HJ, McGaugh JL : The amygdala and emotional memory. Nature 1995 ; 377 : 295-296.

Calabrese P, Markowitsch HJ, Harders AG, Scholz M, Gehlen W : Fornix damage and memory. A case report. Cortex 31 : 555-564, 1995.

Calvanio R, Petrone PN, Levine DN : Left visual spatial neglect is both environment-centered and body-centered. Neurology 1987 ; 37 : 1179-1183.

Caplan LB : Transient global amnesia. In Handbook of Clinical Neurology Vol. 1 (45) : Clinical Neuropsychology. JAM Frederiks, ed, Elsevier Science Publishers, 1985, pp 205-218.

Capgras J, Reboul-Lachaux J : L'illusion des (Sosies) dans un delire systematise chronique. Bull Soci Cli Med Ment 1923 ; 11 : 6. 大原貢訳：古典紹介. 精神医学 1978；20：759-770.

Charness ME, DeLaPaz RL : Mammillary body atrophy in Wernicke's encephalopathy : antemortem identification using magnetic resonance imaging. Ann Neurol 1987 ; 22 : 595-600.

Cockburn J : Task interruption in prospective memory : A frontal lobe function ? Cortex 1995 ; 31 : 87-97.

Cohen NJ, Squire LR : Preserved learning and retention of pattern analyzing skill in amnesia : Dissociation of knowing how and knowing that. Science

1980 ; 210 : 207-210.

Cohen NJ, Eichenbaum H, Deacedo B, Corkin S : Different memory systems underlying acquisition of procedural and declarative knowledge. Ann NY Acad Sci 1985 ; 444 : 54-71.

Corkin S : Acquisition of motor skill after bilateral medial temporal-lobe excision. Neuropsychologia 1968 ; 6 : 255-265.

Corkin S : Lasting consequences of bilateral medial temporal lobectomy : Clinical course and experimental findings in H. M. Seminars in Neurology 1984 ; 4 : 249-259.

Corkin S, Amaral DG, Gonzalez RG, Johnson KA, Hyman BT : H. M.'s medial temporal lobe lesion : Findings from magnetic resonance imaging. J Neurosci 1997 : 17 : 3964-3979.

Cummings JF, Benson DF : Dementia. A Clinical Approach. Butterworth, Boston, 1983.

Cummings JL, Tomiyasu U, Read S, Benson DF : Amnesia with hippocampal lesions after cardiopulmonary arrest. Neurology 1984 ; 34 : 679-681.

Cramon, D von, Ebel N, Schuri U. A contribution to the anatomical basis of thalamic amnesia. Brain 1985 ; 993-1008.

Cutting J : Patterns of performance in amnesic subjects. J Neurol Neurosurg Psychiatry 1978 ; 41 : 278-282.

Cutting J : Korsakoff's syndrome. In Handbook of Clinical Neurology Vol. 1 (45) : Clinical Neuropsychology. JAM Frederiks, ed, Elsevier Science Publishers, 1985, pp 193-204.

Damasio AR, Neill R, Graff-Radford NR, Eslinger PJ, Damasio H, Kassel N : Amnesia following basal forebrain lesions. Arch Neurol 1985 ; 42 : 263-271.

Damasio AR : Time-locked multiregional retroactivation : A systems-level proposal for the neural substrates of recall and recognition. Cognition 1989 ; 33 : 25-62.

Damasio AR : Feeling of What Happens. Harcourt, San Diego, 1999.

Damasio H, Grabowski TJ, Tranel D, Hichwa RD, Damasio AR : A neural basis for lexical retrieval. Nature 1996 ; 380 : 499-505.

Daum I, Schugens MM, Spieker S, Poser U, Schonle PW, Birbaumer N : Memory and skill acquisition in Parkinson's disease and frontal lobe dysfunction. Cortex 1995 ; 31 : 413-432.

Dawkins R : The Selfish Gene. New Edition. Oxford University Press, 1976.

Dejerine J : Anatomie des Centres Nerveux Tome 1, Ruff et Cir, Paris, 1895, pp 451.

DeJong RN, Itabashi HH, Olson JR : Memory loss due to hippocampal lesions. Arch Neurol 1969 ; 20 : 339-348.

Delay J, Brion S : Syndrome de Korsakoff et corps mammillaires. Rev Neurol 1954 ; 193-200.

Delay J, Brion S, Escourolle R, Marques JM : Demences arteriopathiques. Lesions du systeme hippocampo-mamillo-thalamique dans le determinisme des troubles mnesiques. Rev Neurol 1961 ; 105 : 22-33.

Delay J, Brion S, Lemperiere T, Lechevallier B : Cas anatomoclinique de syndrome de Korsakoff post comital apres corticotherapie pour asthme subintrant. Rev Neurol 1965 ; 113 : 583-594.

DeLong GR, Heinz ER : The clinical syndrome of early-life bilateral hippocampal sclerosis. Ann Neurol 1997 ; 42 : 11-17.

DeLuca J : Cognitive dysfunction after aneurysm of the anterior communicating artery. J Clin Exp Neuropsychol 1992 ; 14 : 924-934.

De Renzi E, Lucchelli F, Muggia S, Spinnler H : Is memory loss without anatomical damage tantamount to a psychogenic deficit ? The case of pure retrograde amnesia. Neuropsychologia 1997 ; 781-794.

De Vreese, LP : Category-specific versus modality-specific aphasia for colours : A review of the pioneer case studies. J Neurosci 1988 ; 43 : 195-206.

Dusoir H, Kapur N, Byrnes DP, Mckinsky S. Hoare RD : The role of diencephalic pathology in human memory disorder. Evidence from a penetrating paranasal brain injury. Brain 1990 ; 113 : 1695-1706.

Duyckaerts C, Derouesne C, Signoret JL, Gray F, Escourolle R, Castaigne P : Bilateral and limited amygdalohippocampal lesions causing a pure amnesic syndrome. Ann Neurol 1985 ; 18 : 314-319.

Duvernoy HM : The human hippocampus. J. F. Bergmann Verlag, München, 1988.

Ebbinghaus H (宇津木, 望月訳) : 記憶について. 実験心理学への貢献. 誠信書房, 1978. (原著は 1855 年ドイツのライプツィヒで出版. 本書は英訳本からの重訳)

Edelman GM : The Remembered Present. Basic Books, New York, 1989.

Einstein GO, McDaniel MA : Normal aging and prospective memory. J Exp Psychol : Learning, memory and cognition. 1990 ; 16 : 717-726.

Ellis AW, Young AW, Critchley EMR : Loss of memory for people following temporal lobe damage. Brain 1989 ; 112 : 1469-1483.

Fisher GM, Adams RD : Transient global amnesia. Trans Amer Neurol Assoc. 1958 ; 83 : 143-146.

Fisher CM, Adams RD : Transient global amnesia. Act Neurologica Scandinavica Supp 9, 1964 ; 40 : 8-72.

Fujii T, Yamadori A, Endo K, Suzuki K, Fukatsu R : Disproportionate retrograde amnesia in a patient with herpes simplex encephalitis. Cortex 1999 ; 35 : 599-614.

Fujii T, Moscovitch M, Nadel L : Memory consolidation, retrograde amnesia, and the temporal lobe. Handbook of Neurosychology, 2nd edition, Vol. 2. Boller F, Grafman J (eds), Elsevier Science B. V., 2000, pp 223-250.

Fukatsu R, Fujii T, Yamadori A, Nagasawa H, Sakurai Y : Persisting childish behavior after bilateral thalamic infarcts. Eur Neurol 1997 ; 37 : 230-235.

Fukatsu R, Yamadori A, Fujii T : Impaired recall and preserved encoding in prominent amnesic syndrome : A case of basal forebrain amnesia. Neurology 1998 ; 50 : 539-541.

Fukatsu R, Fujii T, Tsukiura T, Yamadori A, Otsuki T : Proper name anomia after left temporal lobectomy : A patient study. Neurology 1999 ; 52 : 1096-1099.

Funahashi S, Kubota K : Working memory and prefrontal cortex. Neuroscience Research 1994 ; 21 : 1-11.

Fuster JM : The Prefrontal Cortex, second edition. Raven Press, 1989, pp 3-32.

藤井俊勝：記憶障害をめぐる神経心理学の controversies―記憶固定化に関する内側側頭葉の役割について―. 神経心理学 2000 ; 16 : 164-170.

藤井俊勝：エピソード記憶と前脳基底部. 脳の科学. 2001 ; 23 : 461-468.

藤森美里, 山鳥重, 今村徹, 山下光, 吉田高志：左頭頂葉損傷で生じた身体部位と屋内部位のカテゴリーに特異的な呼称・理解障害. 神経心理学 1993 ; 9 : 240-247.

Gade A : Amnesia after operations on aneurysms of the anterior communicating artery. Surg Neurol 1982 ; 18 : 46-49.

Gaffan EA, Gaffan D, Hodges JR : Amnesia following damage to the left fornix and to other sites. Brain 1991 a ; 114 : 1297-1313.

Gaffan D, Gaffan EA : Amnesia in man following transection of the fornix. Brain 1991 b ; 114 : 2611-2618.

Gaffan D : The role of the hippocampus-fornix-mammillary system in episodic memory. In Neuropsychology of Memory, 2nd edition (edited by Squire LR, Butters N), Guilford Press, 1992, pp 336-346.

Gamper E : Zur frage der Polioencephalitis haemorrhagica der chronischen Alkoholiker. Anatomische Befunde beim alkoholischen Korsakow und ihre Beziehungen zum klinischen Bild. Deutsche Zeitschrift f. Nervenheilkunde 1928 ; 102 : 122-129.

Geschwind N : Disconnexion syndromes in animals and man. Brain 1965 ; 88 : 237-294 ; 585-644.

Glees P, Griffith HB : Bilateral destruction of the hippocampus (Cornu Ammonis) in a case of dementia. Monatshr Psychiat Neurol 1952 ; 123 : 193-204.

Glisky EL, Schacter DL : Acquisition of domain-specific knowledge in organic amnesia : training for computer-related work. Neuropsychologia 1987 ; 25 : 893-906.

Gloor P, Olivier A, Quesney LF, Andermann F, Horowitz S : The role of the limbic system in experiential phenomena of temporal lobe epilepsy. Ann Neurol 1982 ; 12 : 129-144.

Gloor P : Experiential phenomena of temporal lobe epilepsy. Facts and hypotheses. Brain 1990 ; 113 : 1673-1694.

Gloor P : The Temporal Lobe and Limbic System. Oxford University Press, New York, 1997, p 330.

Goldberg E, Antin SP, Bilder RM, Gerstman LJ, Hughes JEO, Mattis S. Retrograde amnesia : Possible role of mesencephalic reticular activation in long-term memory. Science 1981 ; 213, 1392-1394.

Goldenberg G, Wimmer A, Maly J : Amnesic syndrome with a unilateral thalamic lesion : a case report. J Neurol 1983 ; 229 : 79-86.

Goldenberg G, Schuri U, Groemminger O, Arnold U. Basal forebrain amnesia : Does the nucleus accumbens contribute to human memory ? J Neurol Neurosurg Psychiatry 1999 ; 67 : 163-168.

Goldstein K : Language and Language Disturbances. Grune & Stratton, New York, 1948, pp. 253-258.

Graff-Radford NR, Damasio H, Yamada T, Eslinger PJ, Damasio AR : Nonhaemorrhagic thalamic infarction : clinical, neuropsychological and electrophysiological findings in four anatomical groups defined by computerized tomography. Brain 1985 ; 108 : 485-516.

Graff-Radford NR, Tranel D, Van Hosen GW, Brandt JP : Diencephalic amnesia. Brain 1990 ; 113 : 1-25.

Grafman J, Salazar AM, Weingartner H, Vance SC, Ludlow C : Isolated impairment of memory following a penetrating lesion of the fornix cerebri. Arch Neurol 1985 ; 42 : 1162-1985.

Gudden H : Klinische und anatomische Beitrage zur Kenntnis der multiplen Alkoholneuritis nebst Bemerkungen ueber die Regenerationsvorgange im peripheren Nervensystem. Arch Psychiat Nervenkrankheit 1896 ; 28 : 643-741.

Harding A, Halliday G, Caine D, Kril J : Degeneration of anterior thalamic nuclei differentiates alcoholics with amnesia. Brain 2000 ; 123 : 141-154.

Hart J, Gordon B : Neural subsystems for object knowledge. Nature 1992 ; 359 : 60-64.

Hasegawa I, Fukushima T, Ihara T, Miyashita Y : Callosal window between prefrontal cortices : Cognitive interaction to retrieve long-term memory. Science 1998 ; 281 : 814-818.

Hashimoto R, Tanaka Y, Nakano I : Amnesic confabulatory syndrome after focal basal forebrain damage. Neurology 2000 ; 54 : 978-980.

Hécaen H, Albert M : Human Neuropsychology. John Wiley & Sons, 1978, p 333.

Heilman KM, Sypert GW : Korsakoff's syndrome resulting from bilateral fornix lesions. Neurology 1977 ; 27 : 490-493.

Hodges JR, Ward CD : Observations during transient global amnesia. A behavioral and neuropsychological study of 5 cases. Brain 1989 ; 112 : 595-620.

Hodges JR, Warlow CP : Syndrome of transient amnesia : towards a classification. A study of 153 cases. J Neurol Neurosurg Psychiatry 1990 ; 53 : 834-843.

Hodges JR, Carpenter K : Anterograde amnesia with fornix damage following removal of third ventricle colloid cyst. J Neurol Neurosurg Psychiatry 1991 ; 54 : 633-638.

Hodges JR, McCarthy RA : Autobiographical amnesia resulting from bilateral paramedian thalamic infarction. Brain 1993 ; 116 : 921-940.

Hokkanen L, Launes J, Vataja R, Valanne L, Iivanainen M : Isolated retrograde amnesia for autobiographical material associated with acute left temporal lobe encephalitis. Psychol Med 1995 ; 25 : 203-208.

Huppert FA, Piercy M : Recognition memory in amnesic patients : Effect of temporal context and familiarity of material. Cortex 1976 ; 12 : 3-20.

ハーマン JL (中井久夫訳) : 心的外傷と回復. みすず書房, 1999.

濱中淑彦 : 臨床神経精神医学. 意識・知能・記憶の病理. 医学書院, 1986. pp 366-398 ; 399-408.

濱中淑彦 :「脳器質性」精神障害をめぐる諸問題―Capgras 症状と「器質性」妄想症状群を中心に―. 精神医学 1990 ; 32 : 1152-1162.

濱中淑彦 : 記憶錯誤・作話と妄想のあいだ. 濱中淑彦, 河合逸雄, 三好暁光編集, 幻覚・妄想の臨床. 医学書院, 1992, pp 135-168.

林髞 : 条件反射. 岩波全書. 1951

林髞訳, パブロフ著. 条件反射学. 上・中・下. 新潮文庫, 1955.

博野信次, 山鳥重, 宮井一郎, 北原義介, 藤田真佐之 : 言語性視覚性健忘症状を呈した左視床梗塞の検討. 臨床神経 1987 ; 27 : 1170-1179.

Ikeda M, Mori E, Hirono T, Imamura T, Shimomura T, Ikejiri Y, Yamashita H : Amnesic people with Alzheimer's disease who remembered the Kobe earthquake. British J Psychiat 1998 ; 172 : 425-428.

Irle E, Wowra B, Kunert HJ, Hampl J, Kunze S : Memory disturbances following anterior communicating artery rupture. Ann Neurol 1992 ; 31 : 473-480.

Ito M : A new physiological concept on cerebellum. Rev Neurol 1990 ; 146 : 564-569.

Iwata M, Sakurai Y, Ishikawa T, Takuma H, Momose T : Neuropsychological and neuroimaging study of amnesia following basal forebrain lesion. Perception, Memory and Emotion : Frontiers in Neuroscience, Ono T, McNaughton BL, Molotchnikoff S, Rolls ET, Nishijo H, eds. Pergamon, 1996, pp 145-157.

池田久男 : 古典紹介・Korsakoff SS : Eine psychische Stoerung combiniert mit multiple Neuritis. Psychosis polyneuritica seu Cerebropathia psychica toxaemica. 精神医学 1974 ; 16 : 719-723.

池田学, 田辺敬貴, 橋本衛, 森悦郎 : 語義失語と priming. 潜在記憶と顕在記憶の観点から. 失語症研究 1995 ; 15 : 235-241.

池田学, 小森憲治郎 : 前向健忘と逆向健忘. 浅井昌弘, 鹿島晴雄編集, 臨床精神医

学講座S2 記憶の臨床, 中山書店, 1999, pp 157-172.
井村恒郎：失語—日本語における特性—. 精神神経誌 48：196-218, 1943.
井上有史, 浅野昌一, 三原忠紘, 松田一己, 鳥取孝安, 馬場好一, 八木和一：側頭葉てんかんにおける健忘発作と発作後健忘状態. てんかん研究 1993；11：110-120.
石原健司, 市川博雄, 竹内透, 河村満, 杉田幸二郎：ウイルス性脳炎回復期に認められた孤立性逆向性健忘の1例. 臨床神経, 1997；37：509-513.
伊藤皇一, 田辺敬貴, 播口之朗, 西村健, 江川功, 白石順三：語義失語と Pick 病. 大阪回生病院臨床集報, No 150, 1990, 77-84.
岩崎真三, 有原徹, 鳥居方策, 平口真理, 北本福美, 中川敦子, 中川東夫, 藤木暁, 中村勉, 倉内学：多彩な神経心理学的症状を呈した脳梁膨大部 astrocytoma の1例. 脳神経 1993；1067-1073.
岩田誠, 桜井靖久, 石川尚志, 詫間浩, 百瀬敏光：前脳基底部病変と健忘. 神経進歩 1994；38：1012-1021.
岩田誠：前脳基底部性健忘. 浅井昌弘, 鹿島晴雄編集, 臨床精神医学講座S2 記憶の臨床, 中山書店, 1999, pp 221-228.

Janowsky JS, Shimamura AP, Squire LR : Source memory impairment in patients with frontal lobe lesions. Neuropsychologia 1989 ; 27 : 1043-1056.

Kapur N, Young A, Bateman D, Kennedy P : Focal retrograde amnesia : a long term clinical and neuropsychological follow up. Cortex 1989 ; 25 : 387-402.

Kapur N, Ellison D, Smith MP, McLellan DL, Burrows EH : Focal retrograde amnesia following bilateral temporal lobe pathology. Brain 1992 ; 115 : 73-85.

Kato M : Neuroanatomical and neurophysiological study of Korsakoff's syndrome and basal forebrain amnesia. Frontiers of Human Memory. Tohoku University Press, Sendai, 2002, in press.

Kimura D : Right temporal lobe damage. Perception of unfamiliar stimuli after damage. Archives of Neurology 1963 ; 8 : 264-271.

Knowlton BJ, Mangels JA, Squire LR : A neostriatal habit learning system in humans. Science 1996 ; 273 : 1399-1402.

Koivisto M : Form-specific priming and functional brain asymmetries in perceptual identification. Cortex 1996 ; 32 : 527-536.

Kopelman MD : Frontal dysfunction and memory deficits in the alcoholic

Korsakoff syndrome and Alzheimer-type dementia. Brain 1991 ; 114 : 117-137.

Korsakoff, SS : Etude medico-psychologique sur une forme des maladies de la memoire. Revue Philosophique 1889 ; 28 : 501-530.

鹿島晴雄, 加藤元一郎：前頭葉と記憶障害. 浅井昌弘, 鹿島晴雄編集, 臨床精神医学講座S2 記憶の臨床, 中山書店, 1999, pp 247-257.

片井聡, 丸山哲広, 橋本隆男, 柳沢信夫：Retrosplenial amnesia を呈した脳梗塞の1例. 臨床神経 1992；32：1281-1287.

加藤元一郎：前頭葉と記憶障害. 浅井昌弘, 鹿島晴雄編集, 臨床精神医学講座S2 記憶の臨床, 中山書店, 1999, pp 175-191.

数井裕光, 田辺敬貴, 池田学, 橋本衛, 山田典史：特異な人物の同定障害を呈した限局性脳萎縮の1例. 脳神経 1995；47：77-85.

数井裕光, 田辺敬貴：一過性全健忘. 浅井昌弘, 鹿島晴雄編集, 臨床精神医学講座S2 記憶の臨床, 中山書店, 1999, pp 229-246.

Ladavas E : Is the hemispatial deficit produced by right parietal lobe damage associated with retinal or gravitational coordinates? Brain 1987 ; 110 : 167-180.

Lhermitte F, Pillon B, Serdaru M : Human autonomy and the frontal lobes. I. Imitation and utilization behavior : A neuropsychological study of 75 patients. Ann Neurol 1986 a ; 19 : 326-334.

Lhermitte F : Human autonomy and the frontal lobes. II. Patient behavior in complex and social situations. The "environmental dependency syndrome." Ann Neurol 1986 b ; 19 : 335-343.

Lindqvist G, Norlen G : Korsakoff's syndrome after operation on ruptured aneurysm of the anterior communicating artery. Acta Psychiat Scand 1966 ; 42 : 24-34.

Lipowsky ZJ : Delirium : Acute confusional state. Oxford University Press, 1990 ; pp 92-94.

Livingston KE, Escobar A : Anatomical basis of the limbic system concept. Arch Neurol 1971 ; 24 : 17-21.

Mai JK, Assheuer J, Paxinos G : Atlas of the human brain. Academic Press, 1997, San Diego, p 249.

Mair WGP, Warrington EK, Weiskrantz L : Memory disorder in Korsakoff's psychosis : A neuropathological and neuropsychological investigation of

two cases. Brain 1979 ; 102 : 749-783.
Malamut BL, Graff-Radford N, Chawluk J, Grossman RI, Gur RC : Memory in a case of bilateral thalamic infarction. Neurology 1992 ; 42 : 163-169.
Mandai M, Motomura N, Yamadori A, Hidari M, Takahata R, Sakai T : Expanding and shrinking retrograde amnesia in a case of temporal lobe epilepsy. The Hippocampus : Functions and Clinical Relevance, N. Kato ed., Elsevier, 1996, pp. 355-358.
Mark VH, Barry H, McLardy T, Ervin FR : The destruction of both anterior thalamic nuclei in a patient with intractable agitated depression. J Nerv Ment Dis 1970 ; 150 : 266-272.
Markowitsch HJ, Calabrese P, Liess J, Haupts M, Durwen HF, Gehlen W : Retrograde amnesia after traumatic injury of the fronto-temporal cortex. J Neurol Neurosurg Psychiatry 1993 a ; 56 : 988-992.
Markowitsch HJ, Calabrese P, Haupts M, Durwen HF, Liess J, Gehlen W : Searching for the anatomical basis of retrograde amnesia. J Clin Exp Neuropsychol 1993 b ; 15 : 947-967.
Martin A, Haxby JV, Lalonde FM, Wiggs CL, Ungerleider LG : Discrete cortical regions associated with knowledge of color and knowledge of action. Science 1995 ; 270 : 102-105.
Martone M, Butters N, Payne M, Becker JT, Sax DS : Dissociation between skill learning and verbal recognition in amnesia and dementia. Arch Neurol 1984 ; 965-970.
Mayes AR, Meudell PR, Mann D, Pickering A : Location of lesions in Korsakoff's syndrome : neuropsychological and neuropathological data on two patients. Cortex 1988 ; 24 : 367-388.
McGaugh JL : Memory a century of consolidation. Science 2000 ; 287 : 248-251.
McMackin D, Cockburn J, Anslow P, Gaffan D : Correlation of fornix damage with memory impairment in six cases of colloid cyst removal. Acta Neurochirurgica 1995 ; 135 : 12-18.
Mesulam M-M : Principles of Behavioral Neurology. F. A. Davis, 1985, pp 2-11.
Mesulam M-M : From sensation to cognition. Brain 1998 ; 121 : 1013-1052.
Miller GA : The psychology of communication. Pelican Books, London, 1970.
Miller JW, Petersen RC, Metter EJ, Millikan CH, Yanagihara T : Transient global amnesia : Clinical characteristics and prognosis. Neurology 1987 ;

37 : 733-737.
Milner B : Psychological defects produced by temporal lobe excision. Res Pub Ass nerv ment Dis Vol 36 The Brain and Human Behavior (Solomon HC, Cobb S, Penfield W eds), Williams and Wilkins, 1958 ; pp 244-257.
Milner B : Some effects of frontal lobectomy in man. In The Frontal Granular Cortex and Behavior (eds. Warren JM, Akert K). McGraw Hill, New York, 1964, pp 313-331.
Milner B : Visual recognition and recall after right temporal-lobe excision in man. Neuropsychologia 1968 a ; 6 : 191-209.
Milner B, Corkin S, Teuber H.-L : Further analysis of the hippocampal amnesic syndrome : 14-year follow-up study of H. M. Neuropsychologia 1968 b ; 6 : 215-214.
Milner B : Some cognitive effects of frontal-lobe lesions in man. Phil Trans R Soc Lond 1982 ; B 298 : 211-226.
Milner B, Petrides M, Smith ML : Frontal lobes and the temporal organization of memory. Human Neurobiol 1985 ; 4 : 137-142.
Milner B, Corsi P, Leonard G : Frontal-lobe contribution to recency judgments. Neuropsychologia 1991 ; 29 : 601-618.
Mishkin M : A memory system in the monkey. Phil Trans R Soc Lond B 1982 ; 298 : 85-95.
Mori E, Yamadori A, Mitani Y : Left thalamic infarction and disturbance of verbal memory : A clinicoanatomical study with a new method of computed tomographic stereotaxic lesion localization. Ann Neurol 1986 ; 20 : 671-676.
Mori E, Yoneda Y, Yamashita H, Hirono N, Ikeda M, Yamadori A : Medial temporal structures relate to memory impairment in Alzheimer's disease : an MRI volumetric study. J Neurol Neurosurg Psychiatry 1997 ; 63 : 214-221.
Mori E, Ikeda M, Hirono N, Kitagaki H, Imamura T, Shimomura T : Amygdalar volume and emotional memory in Alzheimer's disease. Am J Psychiat 1999 ; 156 : 216-222.
Morris MK, Bowers D, Chatterjee A, Heilman KM : Amnesia following a discrete basal forebrain lesion. Brain 1992 ; 115 : 1827-1847.
Moscovitch M : Memory and working-with-memory : A component process model based on modules and central systems. Journal of Cognitive Neuroscience, 1992 ; 4 : 257-262.

松井明子, 加藤正, 濱中淑彦, 小鹿幸生, 伴野辰男：人物記憶障害によって発症した右側頭の原発性脳萎縮の1症例—相貌, 声, 名前による人物の同定障害—. 神経心理学 1992；8：121-128.

松原三郎, 榎戸秀昭, 鳥居方策, 平口真理, 相野田紀子：語義失語を呈した初老期痴呆の1例. 失語症研究 1984；4：59-69.

緑川晶, 塩田純一, 河村満：前脳基底部病変による健忘と時間的順序の記憶. 失語症研究 1999；19：245-251.

三村将：Priming. 脳と精神の医学. 1996；7：369-382.

三浦利奈, 田淵実治郎, 遠藤佳子, 藤井俊勝, 山鳥重：語義失語患者に認められた「語義」障害について. 失語症研究 2000；20：157-164.

三宅裕子, 田中友二, 山鳥重：前脳基底部健忘の1例. 神経心理学 1994；10：153-159.

水田秀子, 松田実, 藤本康裕：孤立性逆向健忘の1例. 神経心理学 1998；14：26-33.

森悦郎：視床性健忘. 浅井昌弘, 鹿島晴雄編集, 臨床精神医学講座S2 記憶の臨床, 中山書店, 1999, pp 193-204.

Nadel L, Moscovitch M : Memory consolidation, retrograde amnesia and the hippocampal complex. Cur Opin Neurobiol 1997 ; 7 : 217-227.

Nauta WJ : Neural associations of the amygdaloid complex in the monkey. Brain 1962 ; 85 : 505-520.

Nauta WJ, Feirtag M : Fundamental Neuroanatomy. W. H. Freeman, New York, 1986, pp. 101-103.

Netley C : Colour aphasia. Cortex 1974 ; 10 : 388-394.

Netter : The Ciba Collection of Medical Illustrations, Vol 1. Nervous System, Part 1, Anatomy and Physiology, (佐野圭司, 島津浩監訳：神経. 第1部. 解剖学および生理学), 1985.

Nissen MJ, Bullenmer P : Attentional requirements of learning : evidence from performance measures. Cogn Psychol 1987 ; 19 : 1-32.

Nolde SF, Johnson MK, Raye CL. The role of prefrontal cortex during tests of episodic memory. Trends Cogn Sci 1998 a ; 2 : 399-406.

Nolde SF, Johnson MK, D'Esposito M : Left prefrontal activation during episodic remembering : an event-related fMRI study. Neuroreport 1998 b ; 9 : 3509-14.

Novelly RA, Augustine EA, Mattson RH, Glaser GH, Williamson PD, Spencer DD, Spencer SS : Selective memory improvement and impairment in temporal lobectomy for epilepsy. Ann Neurol 1984 ; 15 : 64-67.

仲秋秀太郎: prospective memory (展望記憶). 浅井昌弘, 鹿島晴雄編集, 臨床精神医学講座S 2 記憶の臨床, 中山書店, 1999, pp 137-156.

中川賀嗣, 奥田純一郎, 田辺敬貴: 語義失語. 鳥居方策, 浅井昌弘, 鹿島晴雄, 小島卓也編集, 神経心理学と精神医学. 学会出版センター, 1996, pp 46-58.

Ota H, Fujii T, Suzuki K, Fukatsu R, Yamadori A : Dissociation of body-centered and stimulus-centered representations in unilateral neglect. Neurology 2001 ; 57 : 2064-2069.

苧阪直行編著: 脳とワーキングメモリ. 京都大学出版会, 2000.

Palmini AL, Gloor P, Jones-Gotman M : Pure amnesic seizures in temporal lobe epilepsy. Definition, clinical symptomatology and functional anatomical considerations. Brain 1992 ; 115 : 749-769.

Papez JW : A proposed mechanism of emotion. Arch Neurol Psychiat 1937 ; 38 : 725-743.

Parkin AJ, Leng NRC, Stanhope N : Memory impairment following ruptured aneurysm of the anterior communicating artery. Brain Cognition 1988 ; 7 : 231-243.

Pascual-Leone A, Grafman J, Clark K, Stewart M, Massaquoi S, Lou J-S, Hallett M : Procedural learning in Parkinson's disease and cerebellar degeneration. Ann Neurol 1993 ; 34 : 594-602.

Penfield W, Milner B : Memory deficit produced by bilateral lesions in the hippocampal zone. Arch Neurol Psychiat 1958 ; 79 : 475-497.

Penfield W, Perot P : The brain's record of auditory and visual experience. A final summary and discussion. Brain 1963 ; 86 : 595-696.

Penfield W, Mathieson G : Memory. Autopsy findings and comments on the role of hippocampus in experiential recall. Arch Neurol 1974 ; 31 : 145-154.

Penguin Dictionary of Psychology, Second Edition, Penguin Books, 1995.

Phillips S, Sangalang V, Sterns G : Basal forebrain infarction. A clinicopathologic correlation. Arch Neurol 1987 ; 44 : 1134-1138.

Roman-Campos G, Poser CM, Wood FB : Persistent retrograde memory deficit after transient global amnesia. Cortex 1980 ; 16 : 509-518.

Rosenfield I : The Invention of Memory. A new view of the brain. Basic Books, New York, 1988.

Russell WR : The traumatic amnesia. Oxford University Press, 1971, pp 35-

43.

Saint-Cyr JA, Taylor AE, Lang AE: Procedural learning and neostriatal dysfunction in man. Brain 1988; 111: 941-959.

Sandson J, Albert ML: Varieties of perseveration. Neuropsychologia 1984; 22: 115-132.

Sarter M, Markowitsch HJ: The amygdala's role in human mnemonic processing. Cortex 1985; 21: 7-24.

Sasanuma S, Monoi H: The syndrome of Gogi (word-meaning) aphasia. Neurology 1975; 25: 627-632.

Schacter DL, Harbluk JL, McLachlan DR: Retrieval without recollection: an experimental analysis of source amnesia. J Verbal Learning and Verbal Behavior 1984; 23: 593-611.

Schacter DL: Searching for memory. Basic Books, 1996, pp 192-217.

Schnider A, Gutbrod K, Hess CW, Schroth G: Memory without context: amnesia with confabulations after infarction of the right capsular genu. J Neurol Neurosurg Psychiatry 1996; 61: 186-193.

Scoville WB, Milner B: Loss of recent memory after bilateral hippocampal lesions. J Neurol Neurosurg Psychiatry 1957; 20: 11-21.

Seltzer B, Benson DF: The temporal pattern of retrograde amnesia in Korsakoff's disease. Neurology 1974; 24: 527-530.

Shallice T: Neuropsychological research and fractionation of memory systems. In L. G. Nilson (ed.) Perspectives on memory research. Hillsdale, N. J.: Erlbaum, 1979, pp. 257-277.

Shallice T, Burgess PW: Deficits in strategy application following frontal lobe damage in man. Brain 1991; 114: 727-741.

Shapiro BE, Alexander MP, Gardner H, Mercer B: Mechanisms of confabulation. Neurology 1981; 31: 1070-1076.

Sheingold K, Tenney YJ: Memory for a salient childhood event. In Neisser U (editor), Memory Observed, Freeman WH and Company, 1996, pp. 201-212.

Shimamura AP, Squire LR: A neuropsychological study of fact memory and source amnesia. J Exp Psychol: Learning, Memory, & Cognition. 1987; 13: 464-473.

Shimamura AP, Janowsky JS, Squire LR: Memory for the temporal order of events in patients with frontal lobe lesions and amnesic patients. Neuropsychologia 1990 ; 28 : 803-813.

Shimamura AP : Learning and retrieval deficits following frontal lobe damage : The role of dynamic filtering. In Frontiers of Human Memory, Tohoku University Press, 2002, Sendai (in press).

Shuren JE, Jacobs DH, Heilman KM : Diencephalic temporal order amnesia. J Neurol Neurosurg Psychiatry 1997 ; 62 : 163-168.

Snodgrass JG, Smith B, Feenan K, Corwin J : Fragmenting pictures on the Apple Macintosh computer for experimental and clinical applications. Behavior Research Methods, Instruments, & Computers 1987 ; 19 : 270-274.

Speedie LJ, Heilman KM : Amnestic disturbance following infarction of the left dorsomedial nucleus of the thalamus. Neuropsychologia 1982 ; 20 : 597-604.

Speedie LJ, Heilman KM : Anterograde memory deficits for visuospatial material after infarction of the right thalamus. Arch Neurol 1983 ; 40 : 183-186.

Squire LR, Zola-Morgan S : The neuropsychology of memory : New links between humans and experimental animals. Annals of New York Academy of Sciences 1985 ; 444 : 137-149.

Squire LR : Memory and Brain. Oxford University Press, 1987.

Squire LR, Zola-Morgan S : Memory : brain systems and behavior. Trend in Neuroscience 1988 ; 11 : 170-175.

Squire LR, Amaral DG, Zola-Morgan S, Kritchevsky M, Press G : Description of brain injury in the amnesic patient N. A. based on Magnetic Resonance Imaging. Experimental Neurology 1989 ; 105 : 23-35.

Squire LR, Zola-Morgan S : The medial temporal lobe memory system. Science 1991 ; 253 : 1380-1386.

Squire LR, Alvarez P : Retrograde amnesia and memory consolidation : a neurobiological perspective. Current Opinion in Neurobiology 1995 ; 5 : 169-177.

Stuss DT, Alexander MP, Lieberman A, Levine H : An extraordinary form of confabulation. Neurology 1978 ; 28 : 1166-1172.

Stuss DT, Kaplan EF, Benson DF, Weir WS, Chiulli S, Sarazin FF : Evidence for the involvement of orbitofrontal cortex in memory functions : an interference effect. J Comp Physiol Psychol 1982 ; 96 : 913-925.

Stuss DT, Guzman DA : Severe remote memory loss with minimal anterograde amnesia : A clinical note. Brain and Cognition 1988 ; 8 : 21-30.

Stuss DT, Alexander MP, Benson DF : Frontal lobe functions. In MR Trimble & JL Cummings (eds), Contemporary Behavioral Neurology, Butterworth-Heinemann, Boston, 1997, pp 169-187.

Suzuki K, Yamadori A, Fujii T : Category-specific comprehension deficit restricted to body parts. Neurocase 1997 ; 3 : 191-200.

Suzuki K, Yamadori A : Intact verbal description of letters with diminished awareness of their forms. J Neurol Neurosurg Psychiatry 2000 ; 68 : 782-786.

Sweet WH, Talland GA, Ervin FR : Loss of recent memory following section of fornix. Trans Amer Neurol Ass 1959 ; 84 : 76-82.

斎藤寿昭, 加藤元一郎, 鹿島晴雄, 浅井昌弘, 保崎秀夫：前頭葉損傷と Word Fluency—特に抑制障害との関連について. 失語症研究 1992 ; 12 : 223-231.

滋賀健介, 牧野雅弘, 中島健二：左視床前核梗塞により言語性優位の記憶障害を呈した1症例. 神経内科, 1996 ; 44 : 555-558.

塩田純一, 河村満：脳弓・脳梁膨大後域 (辺縁葉後端部) 病変. 脳神経 1995 ; 47 : 443-452.

スーザン・シャラー (中村妙子訳)：言葉のない世界に生きた男. 晶文社, 1993. (原著1991).

鈴木匡子：神経心理学における喚語問題. 聴能言語学研究 1996 ; 3 : 222-230.

Tanabe H, Hashikawa H, Nakagawa Y, Ikeda M, Yamamoto H, Harada K, Tsumoto T, Nishimura T, Shiraishi J, Kimura K : Memory loss due to transient hypoperfusion in the medial temporal lobes including hippocampus. Acta Neurol Scand 1991 ; 84 : 22-27.

Tanabe H, Ikeda M, Komori K : Behavioral symptomatology and care of patients with frontotemporal lobe degeneration—Based on the aspects of the phylogenetic and ontogenetic processes. Dementia and Geriatric Cognitive Disorders 1999 ; 10 (suppl 1) : 50-54.

Tanaka Y, Miyazawa Y, Akaoka F, Yamada T : Amnesia following damage to the mammillary bodies. Neurology 1997 ; 48 : 16-165.

Tanaka Y, Miyazawa Y, Hashimoto R, Nakano I, Obayashi T : Postencephalitic focal retrograde amnesia after bilateral anterior temporal lobe damage. Neurology 1999 ; 53 : 344-350.

Teuber, HL, Milner B, Vaughan HG : Persistent anterograde amnesia after stab wound of the basal brain. Neuropsychologia 1968 ; 6 : 267-282.

Topka H, Valls-Sole J, Massaquoi SG, Hallet M : Deficit in classical condi-

tioning in patients with cerebellar degeneration. Brain 1993 ; 116 : 961-969.
Tranel D, Hyman BT : Neuropsychological correlates of bilateral amygdala damage. Arch Neurol 47 : 349-355, 1990.
Truex RC & Carpenter MB : Human Neuroanatomy, ed 6. Williams & Wilkins. Baltimore, 1969.
Tsukiura T, Fujii T, Yamadori A, Hosokawa T : Hemispheric asymmetry in a perceptual priming task : Evidence from patients with unilateral brain damage. Perceptual and Motor Skills 1999 ; 88 : 457-465.
Tulving E : Episodic and semantic memory. In Tulving E, Donaldson W (ed) : Organization of Memory. Academic Press, New York, 1972, pp. 381-403.
Tulving E : Elements of episodic memory. Oxford University Press, Oxford, 1983. (邦訳. 大田信夫訳：タルビングの記憶理論. 教育出版, 1985)
Tulving E, Schacter DL : Priming and human memory system. Science 1990 ; 247 : 301-306.
Tulving E, Kapur S, Craik FIM, Moscovitch M, Houle S : Hemispheric encoding/retrieval asymmetry in episodic memory : Positron emission tomography findings. Proc Natl Acad Sci USA 1994 ; 91 : 2016-2020.
高山吉弘, 加茂久樹, 大川義弘, 秋口一郎, 木村淳：脳梗塞による Retrosplenial amnesia の 1 例. 臨床神経 1991 ; 31 : 331-333.
田辺敬貴, 池田学, 中川賀嗣, 山本晴子, 池尻義隆, 数井裕光, 橋川一雄, 原田貢士：語義失語と意味記憶障害. 失語症研究 1992 ; 12 : 153-167.
田辺敬貴, 中川賀嗣：失行. 鳥居方策編集企画, 精神科 MOOK No. 29. 1993, pp 130-145.
田辺敬貴：痴呆の症候学. 医学書院, 2000, pp 50-52.
田中康文, 橋本律夫：記憶障害と海馬. 神経進歩. 38 : 140-160, 1994.
月浦崇, 鈴木匡子, 藤井俊勝, 山鳥重, 小川達次：健忘患者における手続き記憶―運動技能と知覚・認知技能との解離―. 神経心理学 1998 ; 14 : 216-224.
鳥居方策, 吉本博昭, 岩崎真三：重複記憶錯誤. 鳥居方策, 浅井昌弘, 鹿島晴雄, 小島卓也編集, 神経心理学と精神医学. 学会出版センター, 1996, pp 100-112.

梅田聡, 加藤元一郎, 三村将, 鹿島晴雄, 小谷津孝明：コルサコフ症候群における展望的記憶. 神経心理学 2000 ; 16 : 193-199.

Valenstein E, Bowers D, Verfaellie M, Heilman KM, Day A, Watson RT : Retrosplenial amnesia. Brain 1987 ; 110 : 1631-1646.
Vargha-Khadem F, Gadian DG, Watkins KE, Connelly A, Van Paesschen W, Mishkin M : Different effects of early hippocampal pathology on episodic

and semantic memory. Science 1997 ; 277 : 376-380.

Van Hoesen GW : The parahippocampal gyrus. New observations regarding its cortical connections in the monkey. Trends in Neurosciences 1982 ; 5 : 345-350.

Victor M, Yakovlev PI : S. S. Korsakoff's psychic disorder in conjunction with peripheral neuritis. A translation of Korsakoff's original article with brief comments on the author and his contribution to clinical medicine. Neurology 1955 ; 3 : 394-406.

Victor M, Adams RD, Collins GH : The Wernicke-Korsakoff Syndrome and Related Neurologic Disorders due to Alcoholism and Malnutrition. Second Edition. F. A. Davis, 1989.

Victor M, Agamanolis D : Amnesia due to lesions confined to the hippocampus : A clinical-pathological study. J Cog Neurosci 1990 ; 2 : 246-257.

Vilkki J : Amnesic syndromes after surgery of anterior communicating artery aneurysms. Cortex 1985 ; 21 : 431-444.

Warrington EK, Weiskrantz L : New method of testing long-term retention with special reference to amnesic patients. Nature 1968 ; 217 : 972-974.

Warrington EK, Shallice T : The selective impairment of auditory verbal short-term memory. Brain 1969 ; 92 : 885-896.

Warrington EK, Weiskrantz L : Amnesia : consolidation or retrieval ? Nature 1970 ; 228 : 628.

Warrington EK, Logue V, Pratt RTC : The anatomical localization of selective impairment of auditory verbal short-term memory. Neuropsychologia 1971 ; 9 : 377-387.

Warrington EK : The selective impairment of semantic memory. Quarterly Journal of Experimental Psychology 1975 ; 27 : 635-657.

Warrington EK, Weiskrantz L : Further analysis of the prior learning effect in amnesic patients. Neuropsychologia 1978 ; 16 : 169-177.

Weinsten EA : Patterns of reduplication in organic brain disease, In Handbook of Clinical Neurology Vol 3 (eds Vinken PJ, Bruyn GW), North-Holland Publishing Company, Amsterdam, 1969, pp 251-257.

Weiskrantz L, Warrington EK : Conditioning in amnesic patients. Neuropsychologia 1979 ; 17 : 187-194.

Wheeler MA, Stuss DT, Tulving E : Towards a theory of episodic memory : The frontal lobes and autonoetic consciousness. Psychological Bulletin

1997 ; 121 : 331-354.
Wilson EO : On Human Nature. Harvard university Press, 1978. (岸由二訳：人間の本性について. 思索社, 1990)
Winocur G, Oxbury S, Roberts R, Agnetti V, Davis C : Amnesia in a patient with bilateral lesions to the thalamus. Neuropsychologia 1984 ; 22 : 123-143.
Woods BT, Schoene W, Kneisley L : Are hippocampal lesions sufficient to cause lasting amnesia ? J Neurol Neurosurg Psychiatry 1982 ; 45 : 243-247.

Yakovlev PI : Motility, behavior, and the brain. J Nerv Ment Dis 1948 ; 107 : 313-335.
Yamadori A, Albert M : Word category aphasia. 1973 ; 9 : 112-125.
Yamadori A : Verbal perseveration in aphasia. Neuropsychologia 1981 ; 19 : 591-594.
Yamadori A, Yoneda Y, Yamashita H, Sugiura K : A patient with difficulty of object recognition : semantic amnesia for manipulable objects. Behavioural Neurology 1992 ; 5 : 183-187.
Yamadori A, Yoshida T, Mori E, Yamashita H : Neurological basis of skill learning. Cognitive Brain Research 1996 a ; 5 : 49-54.
Yamadori A, Yoneda Y, Mori E, Yamashita H., Fujii T : Further fractionation of human memory ? A problem of retrograde amnesia. In Perception, Memory and Emotion : Frontier in Neuroscience. Ono T et al (eds), Pergamon Press, 1996 b ; pp 137-143.
Yamadori A, Suzuki K, Shimada M, Tsukiura T, Morishima T, Fujii T : Isolated and focal retrograde amnesia : A hiatus in the past. Tohoku J Exp Med 2001 ; 193 : 57-65.
Yamashita H : Perceptual-motor learning in amnesic patients with medial temporal lobe lesions. Perceptual and Motor Skills, 1993 ; 77 : 1311-1314.
Yoneda Y, Yamadori A, Mori E, Yamashita H : Isolated retrograde amnesia. Eur Neurol 1992 ; 32 : 340-42.
Yoneda Y, Mori E, Yamashita H, Yamadori A : MRI volumetry of medial temporal lobe structures in amnesia following herpes simplex encephalitis. Eur Neurol 1994 ; 34 : 243-252.
山鳥重, 白滝邦雄, 白方誠弥：一過性全健忘 (Transient Global Amnesia) の 2 例. 精神医学 1976 ; 18 : 303-308.
山鳥重：神経心理学入門. 医学書院, 1985 a.
山鳥重：脳からみた心. NHK ブックス, 1985 b, pp. 21-28.

山鳥重：失語症状における保続の役割. 失語症研究 1987；7：25-29.
山鳥重：記憶障害の臨床. 神経進歩 1988 a；32：637-645.
山鳥重：神経心理学的立場からみた記憶障害—Semantic Memory の選択的障害—. 臨床精神医学 1988 b；17：1299-1305.
山鳥重：Anosognosia（左片麻痺無認知）. 神経内科 1989；30：364-369.
山鳥重：記憶障害からみた記憶のメカニズム. 科学 1990；60：No. 3, 152-158.
山鳥重：記憶障害に対する臨床的アプローチ. 精神神経誌 1992；94：908-913.
山鳥重, 米田行宏, 森悦朗, 山下光：海馬と記憶障害. 神経進歩, 1994；38：997-1003.
山鳥重　言語とその意味. 総合リハ 1996 a；24：145-151.
山鳥重：意味記憶の障害. 鳥居方策, 浅井昌弘, 鹿島晴雄, 小島卓也編集, 神経心理学と精神医学. 学会出版センター, 1996 b, pp. 113-126.
山鳥重：言語理解におけるカテゴリー性. 失語症研究 1997 a；17：15-24.
山鳥重：前頭前野の機能. 老年期痴呆研究会誌 1997 b；6：126-129.
山鳥重：ヒトの記憶機構の分化と局在. 丹治順, 吉沢修治編：脳の高次機能, 朝倉書店, 2001, pp 174-186.
山鳥崇編著：実用神経解剖学. 金原出版, 1996.
山下光, 吉田高志, 山鳥重：パーキンソン病患者の鏡映文字. 神経心理学 1991；7：133-138.
山下光, 山鳥重：前頭葉損傷後に作話, 重複記憶錯誤を伴う記憶障害を呈した1例. 神経心理学 1993；9：112-119.
米田行宏, 山鳥重, 山下光：著明な健忘症状で発症した多発性脳梗塞：左視床・右 retrosplenial region による記憶障害. 神経内科 1992；37：360-365.
吉田高志, 山下光, 山鳥重：痴呆と基底核・小脳病変：手続き記憶障害など. Dementia 1993；7：361-367.

Zangwill OL: The amnesic syndrome. In Amnesia, second edition (ed by Whitty CWM, Zangwill OL), Butterworth, 1977, pp 114-116.
Zeki S, Lamb M: The neurology of kinetic art. Brain 1994；117：607-636.
Zola-Morgan S, Squire LR, Amaral DG: Human amnesia and the medial temporal region: Enduring memory impairment following a bilateral lesion limited to Field CA 1 of the hippocampus. J Neurosci 1986；6：2950-2967.
Zola-Morgan S, Squire LR, Amaral DG: Lesions of the amygdala that spare adjacent cortical regions do not impair memory or exacerbate the impairment following lesions of the hippocampal formation. J Neurosci 1989；9：1922-1936.

和文索引

あ

アイコニックメモリー　7
アミタール　65,66
アルコール性ウェルニッケ・コルサコフ症候群　139
アルコール性コルサコフ症候群　51,52,136
アルコール中毒　44,46
アルツハイマー病　67
　── のMRIによる体積測定　143
　── の患者　40
安部　168
秋口　52
新しい事実の記銘　2
新しい手順の獲得障害　110

い

イメージ記憶　111
井村　85
井上　70
意識障害状態　69
意図的再生　31
意味カテゴリー　88
　── と大脳損傷　104
意味記憶　5,16,25,158
　── の選択的障害　96
意味記憶の特徴　82
意味性錯語　104
意味の成立　88
意味表象　105
意味理解の障害　104
違和感　32
池田　44,63

石原　63
一過性健忘（TIA）　56,58
　── の経過　59
一過性全健忘　56
一側側頭葉内側　70
色　167
色に特異的な範疇化機能　92
岩崎　145
岩田　54

う

ウェクスラー記憶検査　48
ウェルニッケ・コルサコフ症候群　51
ウェルニッケ脳炎　50,137
内側側頭葉性健忘　47
内側側頭葉性純粋健忘の自験例　48
梅田　43
運動情報　96
運動の記憶　2

え

エクフォリー　32
エピソード記憶　159
　── の回収　171
　── の追想　111
エングラム（記憶痕跡）　30
遠隔記憶　12
　── の想起障害　46

お

屋内物品名　88
音韻記号　105
音韻形式　95

音韻ループ　7

か

カテゴリー化　160
　——機能の障害　94
カテゴリー選択的な理解障害　88
カプグラ替え玉妄想　73
カプグラ症状　73
家屋部位名　88
家具・建物部分の名　92
顆粒細胞層　130
回収システム　166
海馬・海馬傍回　128
　——性健忘　111,161
　——損傷による健忘　164
海馬采　130
海馬
　——（歯状回・固有海馬・海馬）の構造　129
　——体　133,149
　——のアンモン角領野　130
　——の位置　129
　——賦活機能説による孤立性逆向健忘　165
　——複合体　133
海馬傍回　132,133,149
　——（嗅内野）　133
絵画理解能力　74
外傷後健忘　34,60
外傷後ストレス障害　67
外腹側核　139
概念心像　158
概念生成の契機　154
確率的分類課題　120
数井　57,68,104
片井　145
間接プライミング　19
間脳性健忘　50,52
間脳の損傷による健忘　52
感覚様式の統合イメージ　88

遷延性保続　40
環境依存症候群　79
観念性失行　98,110
眼窩上神経　125
眼窩部皮質障害と記憶障害　75

き

記憶
　——依存行動　78,79
　——痕跡（エングラム）　30,41
　——障害のキーワード　28
　——障害の特徴　57
　——情報の選択　152
　——と生活　172
　——ネットワークにおける海馬の役割　162,163
　——の3過程　28,32
　——の区別とその特徴　24
　——の構造　166
　——の固定　162
　——の再生　162
　——の生成　173
　——の素材　152
　——の単位　152
　——の流れ　152
　——のネットワーク　145,164
　——の分類　5
　——発作　69
　——を使っての作業　10
記銘障害　128
既知感　31
基底・外側回路　146
逆向記憶と情動　67
逆向健忘　33,57,128
嗅周囲野　131,133
嗅内野　131
嗅皮質　143
鏡像単語の読み手順の学習能力　117
鏡像単語読み能力　117
鏡像文字読み技能の獲得速度　114

鏡像文字読みの手続き記憶　114
鏡像文字を並べた鏡像単語の読み能力
　　　　114
鏡像読み　116
近時記憶　12,57
　——の障害　46

く

グリア細胞の増生　131
グリオーシス　131
繰り返しと記憶　174
繰り返しのある単語の読みの速度
　　　　116
空間見当識　39
空間見当識障害と記憶障害の関係　39
空間性注意　28,29
空想作話　35,45
果物名　89

け

ゲルストマン症候群　95
形態意味の語彙　96
系列反応時間課題　111
経験縦断性表象の成立　84
見当識　38
　——（定位）障害　38,39
健忘　36,41
健忘失語　89
健忘症候群　43
健忘の責任病巣　128
幻覚　35
言語性健忘　74
言語性視覚表象（文字）　83
言語性聴覚表象（音韻）　83
限局性逆向健忘　61

こ

コルサコフ　45
コルサコフ・ウェルニッケ脳炎　44
コルサコフ健忘　137
コルサコフ症候群　44
　——の特徴　44
　——の病因　45
コルサコフ精神病　139
古典的条件反射　123
　——概念図　125
固有名詞想起障害例の病巣　106
孤立性逆向健忘　61
語彙　96
　——群の意味理解障害　89
　——処理　88
　——の成立　87
　——理解障害　88
語義失語　86,88
語義の記憶　2
語列挙能力　77
行動化される記憶　23
鉤　128
鉤回　133
黒質-線条体-前頭葉システム　117
黒質-線条体システム　116
言葉の保続　41
痕跡（記憶）　172

さ

サーストンの語産生テスト　77
サル海馬傍回と新皮質，旧皮質との連
　絡　134
左視床内側髄板　139
左右失認　95
作業記憶（ワーキング・メモリー）
　　　　9,15,25,77
作話　35,36,145
　——のメカニズム　41
再構成，記憶の　168
再生（記憶の）　5,31
再認　31
　——再生　31

斎藤　77
錯誤記憶　37

し

シナプス結合　161
ジャルゴン　94
肢節運動失行　110
視覚運動性手続き記憶　118
　——の障害　111
視覚表象　88
視空間情報　96
視床　137
　——核群と大脳皮質の関係　138
　——梗塞　140
　——性記憶障害　140
　——性健忘　51,139
　——前核　139
　——損傷　74
　——内側部の諸構造　141
　——背内側核（DM）　149
　——旁内側前方部　140
　——傍内側動脈　140
視束前野　144
自己意識　171
　——の基盤　174
自己身体のイメージ　106
自伝的記憶　67
　——の障害　75
自伝的時間　33
自伝的出来事　67,160
　——の記憶　2
自発（自然）再生　31
事実の知識　24
事象依存性予定記憶　15
持続性注意　28
時間依存性予定記憶　15
時間見当識　38
　——の障害　39
時間勾配　33
時間的注意　28

時間の流れと諸記憶の関係　175
時刻表的行動　79
塩田　145
色彩失認　89
色彩処理領域 V 4　106
色彩知覚障害　89
色彩知覚能力　90
色（彩）名　87,88,89
　——のカテゴリー　91
　——理解障害　87
失見当識　38,39
失算　95
失書　95
実行機能障害　75
実物の意味記憶　97
社会的出来事記憶　2,67
手指失認　95
主題回収の枠組み　169
周回行動　79
終板　136,144
　——傍回　144
縮小逆向健忘　68
熟知感　31
熟練の記憶　2
出典記憶　76
純粋逆向健忘　61,63
純粋健忘症候群　46
　——の特徴　46
純粋健忘発作　69
純粋前向健忘　61
小脳性運動制御システム　118
小脳脊髄変性症　117
小脳変性　113
正像読みの速度　117
松果体　135
症例 N. A.　60
症例 R. B.　60
条件刺激　124
条件反射と手続き記憶　123
情動情報　143
心理時間の流れと記憶　174

心理表象　86,92
身体基準性無視　29
身体部位のイメージ　105
身体部位表象　96
身体部位名　88,94,106
―― 理解障害　95
新近効果　8
新近性識別　76
―― の障害　76
新近性判断　76
人物見当識障害　40
人物の意味記憶障害　102
人物名の呼称　106
人名の記憶　2

す

スーザン・シャラー　155
図形記号　96
図像の意味の理解障害　96
錐体細胞層　130
髄板内核群　139
数詞　89
鈴木　77

せ

生活記憶　11,110
―― の再生　167
―― の障害　43
生活参照系　169
生物名　89
精神障害を伴うアルコール性神経炎　136
脊髄小脳変性症と視覚性手続き記憶　117
舌状回　133
線維路切断説　141
線条体　144
潜在記憶　20
全生活史にわたる選択的逆向健忘　64

前向健忘　32,135,140
―― と逆向健忘　32,33
―― と逆向健忘の関係　59
前向性手続き記憶　110
―― 障害　110
前交連水準での冠状断　144
前頭前野外側面と記憶のネットワーク　149
前頭葉損傷と健忘　75
前脳基底部　53,143
―― 健忘　53,55
―― の構造　144
前腹側核（VA）　139,149

そ

相貌　104
―― の記憶　2
―― の記銘　104
想起される現在　172
想起の忘却　42
操作可能な物品（道具）の意味記憶の障害　97
操作可能物品名　89
即時記憶　6,7,14,53,56,57
―― の保存　46
側座核　143
側頭葉てんかんの発作　69
存在の忘却　43

た

田辺　110
対象基準性無視　29
対象の概念分離　104
体性感覚　95
―― 系　160
―― 情報　96
―― 表象　88
退行の法則　33
高山　145

貯えられる記憶　10
単語記憶再性成績　9
単語の意味記憶（語義）　85
　——の障害　85
単語の再認記憶の能力　116
単語名の理解　104
単語リストの学習障害　79
単語リストの記憶障害　79
短期記憶　6
断片画の同定能力　21

ち

地誌的見当障害　39
知覚心像　152
　——と抽象心像　153
知覚性形態記憶障害　97
知識の記憶　2
知的な記憶　15
知的能力の保存　46
知能指数　48
中央制御　9
中核意識　167
中隔野　143, 145
抽象心像　153
抽象的態度　91
貯蔵（記憶の）　172
重複記憶錯誤　71
重複現象　73
聴覚性言語性短期記憶　7, 8
聴覚表象　88
直接プライミング　19
沈潜する記憶　18
陳述記憶　5, 6
陳述性エピソード記憶　116
陳述できない記憶　23
陳述できる記憶　6

つ

積み上げとしての記憶　172

追想障害　128

て

手がかりカードの提示順序　121
手掛かり再生　31
手続き記憶　5, 23
　——の再生能力　110
手続性記憶　5
出来事記憶　5, 11, 25, 68, 173
　——ネットワーク　161
　——の構造　158
　——のネットワーク　164
　——の読み出し　167
出来事の再生　168
出来事の知識　160
定型的な運動の繰り返し　78
定型的な発語の繰り返し　78

と

トップダウン型の記憶想起経路　172
トロントの塔　119
　——課題の障害　120
奴隷システム　9
度忘れ　42
当座の記憶　6
当惑作話　35
登録　28
　——システム　166
頭頂葉　105
動作動詞　89
動物の意味記憶障害　101
動物の身体的特徴　101
動物名　89
道具の意味の記憶　2
道順障害　39
鳥居　73

な

ナウタ回路　147
名前の本質的機能　94
内容記憶　14
内容の忘却　43
仲秋　78

に

日本語の音韻系列　82
乳頭体　135, 136, 139
認知性手続き記憶の障害　118

の

脳弓　134
脳の神経ネットワーク　174
脳梁膨大部後方領域　132, 145
脳梁膨大部　133

は

ハノイの塔　118, 119
ハンチントン病　120
パーキンソン病　113, 115, 116
　── 患者の鏡像単語の読み　115
　── と視覚性手続き記憶　114
　── の陳述性記憶課題の成績　119
　── の病理変化　116
パーペッツ回路　145, 147, 149
把持　29
場所見当識　38
背内側核　137, 139
　── 病巣の重要性　137
初めてみる単語の読み　116
発症後健忘　34
発生源記憶　76
発生源についての記憶　76
汎性注意　28

範疇

範疇（カテゴリー）化機能　91
範疇的態度　91
範疇特異的色名失語　89

ひ

ヒト海馬傍回の外見　133
ヒト側頭葉内側面図　132
ピック病　79
非言語性意味システム　87
非言語性（視覚性）健忘　74
非言語性の視覚性情報の短期記憶　8
非陳述記憶　6
被殻　144
尾状核　144
尾側　139
表象　152

ふ

フォックスの扁桃体視床路　148
フラッシュバック　67
フロイト　161
プライミング　19, 31
　── 現象　22
　── 障害　22
ブローカ対角帯　143, 144, 145
ブロードマンの26, 29, 30野　145
ブロードマンの28野　131
ブロードマンの35野　131
符号化　28
賦活システム　166
複合表象　88
複雑部分発作　71
藤井　54, 133, 143, 162, 163
藤森　94
物品名の記憶　2
物品理解障害　98
物理的時間　33
吻側の髄板内核群　139
分散情報の同時生起　161

206　和文索引

文法能力　122
文脈記憶　14

へ

ヘレン・ケラー　82
扁桃核　128
扁桃体　142, 144
　――と記憶の関係　142
　――の位置　142

ほ

保続　40
補足運動野損傷　114
方向性注意　28, 29
方法の知識　24
傍内側部前方腹側の病巣　140
忘却　41
紡錘状回　133
発作後健忘　71
発作時の健忘の特徴　57
発作性記憶障害　69

ま

マイネルト基底核　143, 144, 145

み

三浦　88
三村　19
三宅　54, 143
未知相貌　104
　――の弁別と記銘　104
味覚表象　88
緑川　54
宮下　171

む

無意識説　161
無感情　128
無条件刺激　123
無条件反射　123
無名質　143, 145

も

文字の記憶　2
文字名　88
模倣行動　79

や

野菜名　89
山下　72, 73

ゆ

有名人の顔写真　103
有名人の声　103
有名人の名前　103

よ

予定記憶　2, 14, 25, 78
幼児期健忘　155
様式横断性表象の成立　83
様式特異性健忘　73
米田　145, 146

り

リハーサル　7
利他的行動　154
利用行動　79
両側アンモン角　128
両側鉤回　128

両側視床前核　139
両側前頭葉損傷　75
両側内側側頭葉焦点　70
梁下野　143

れ

連合型視覚失認　96

わ

ワーキングメモリー　15　→　作業記憶

欧文索引

A

Abe 54
abstract attitude 91
Ackermann 114
Adams 56
Alexander 73,143,149
altruism 154
amygdala 142
anterograde amnesia 32
apathy 128
Auditory Verbal Learning Test (AVLT) 55,116,117
auditory verbal short-term memory 7
autonoetic consciousness 171
AVLT 55,117

B

Baddeley 8,10
Baddeley 作業記憶モデル 10
Barbizet 35
basal forebrain 143
basal ganglion of Meynert 143
basolateral circuit 146
Bechterew 128
Beldarrain 113
Bender 56,57
Benedek 146
Benson 33,42,68,71,77
Benton 77
body-based neglect 29
Bogousslavsky 73
Bonhoeffer 39,45

Brion 135,146
Brodman 132
Brodmann 131
Butters 17,60

C

CA1 131
Cahill 143
Calabrese 135
California Auditory Learning Test 79
Calvanio 29
Capgras syndrome 73
Caplan 57
categorical attitude 91
category-specific color aphasia 89
central executive 9
Charness 136
childhood amnesia 155
Cockburn 78
Cohen 24,111,118,119
confabulation 35
confusion 69
core consciousness 167
Corkin 48,129
cornu ammonis 128,130
cued recall 31
Cummings 42,131
Cutting 51,74

D

Damasio 53,106,143,157,161,167,168,174
Daum 117

Dawkins 154
De Renzi 65, 66
De Vreese 89
declarative memory 5, 6
decoding 31
Dejerine 142
Delay 131, 136, 146
delayed perseveration 40
DeLong 131, 134
DeLuca 143
diencephalic amnesia 50
disorientation 38
disorientation for people 40
disturbance of recency discrimination 76
dorsomedial nucleus 137
Dusoir 136
Duvernoy 129
Duyckaert 131

E

Ebbinghaus 13
ecphory 32
ectorhinal area, 36 131
Edelman 161, 172, 173
Einstein 14
Ellis 102
embarrassment confabulation 35
emotional cue 143
encoding 28
engram 30, 41
entorhinal area 131
environment dependency syndrome 79
episodic memory 11
event based prospective memory 15
executive disorder 75

F

familiarity 31
fantastic confabulation 35
Fisher 56
flashback 67
fluency 対 non-fluency 77
forgetting 42
forgetting to remember 43
fornix 134
frame of reference 169
Fujii 133
Fukatsu 18, 54, 69, 106, 143
Funahashi 15
Fuster 150

G

Gade 143
Gaffan 135, 146
Gamper 136
generalized attention 28
Gerstmann 95
Geschwind 37
Glees 128
Glisky 111
Gloor 32, 133, 158
Goldenberg 140, 143, 144
Goldstein 89, 92
Graff-Radford 140
Grafman 135
Gudden 135
gyrus 128
gyrus paraterminalis 144
gyrus uncinatus 128

H

hallucination 35
Harding 139

Hart 101
Hasegawa 172
Hashimoto 54
Hécaen 42
Heilman 135
Hemispheric Encoding/Retrieval Asymmetry Hypothesis (HERA 仮説) 171
HERA 仮説 171
hippocampus 128
H. M. 症例 48,59,128,131
H. M. 症例の病巣模式図 47
Hodges 57,60,67,135,140,169
Hokkanen 63

I

iconic memory 7
iconocon 96,97
Ikeda 67
imitation behavior 79
immediate memory 6,56,57
implicit memory 20
intentional recall 31
Invention of Memory 173
Irle 143
Iwata 54

J

Janowsky 76

K

Kapur 64,67
Kat 137
Kimura 74
knowing how 24
knowing that 24
Knowlton 120,121
Knowlton の予想ゲーム 120

Kopelman 75
Korsakoff 44
Korsakoff syndrome 44

L

Ladavas 29
lamina terminalis 136,144
law of regression 33
lexicon 96,97
Lhermitte 79
Lindqvist 53
Lipowski 40

M

Mair 51,136,139
Malamut 140
mammillary body 135
Mandai 71
manual stereotypy 78
Mark 139
Markowitsch 64
Martin 106
Martone 114
McGaugh 13
—— の 3 種の記憶 13
McMackin 135
medial dorsal nucleus 137
memory dependent behavior 78
memory for context 14
memory for items 14
mesial temporalamnesia 47
Mesulam 10,157,175
Miller 58
Milner 24,47,74,76
Mishkin 142,146
Mori 74,141,143
Morris 143
Moscovitch 162

N

Nadel 162
Nauta 117, 144, 147, 148
Nauta の扁桃体回路 147
Netley 89
Nissen 111
nondeclarative memory 6
Novelly 74

O

object-based neglect 29
orientation 38
orientation for place 38
orientation for time 38
Ota 29

P

Palmini 69, 70, 71
Papez 146
Papez circuit 145
Papez の記憶の内側回路 146
parahippocampal 128
paramedian thalamic artery 140
paramnesia 37
Pascual-Leone 112, 113
Pavlov 123, 125
Penfield 32, 130, 131, 156, 157, 158
Penguin Dictionary of Psychology 19
perirhinal area 131
perseveration 40
Phillips 143, 144
phonological loop 7
Pick 71
postictal amnesia 34
postictal amnesic state 71
posttraumatic ammesia (PTA) 34, 60
posttraumatic stress disorder 67
preoptic area 144
prime 18
priming 18
probabilistic classification 120
procedural memory 5, 23
prospective memory 14, 78
PTA 34, 60
PTSD 67
pure amnesia syndrome 46
pure amnesic seizure 69
pure anterograde amnesia 61
pure retrograde amnesia 61

R

recall 31
recency discrimination 76
recency effect 8
recency judgement 76
recent memory 12, 57
recognition 31
reduplicative paramnesia 71
registration 28
remember to remenber 42
remembered present 172
remote memory 12
representation 152
retention 29
retrieval 31
retrograde amnesia 33
retrosplenial area 145
Ribot 33
Roman-Campos 61, 63
Rosenfield 173
Russell 33, 34, 60, 68

S

Saint-Cyr 119, 120

Sarter 143
Sasanuma 85
Schacter 67,76
Schnider 140
Scoville 47,128,131
Seltzer 33
semantic memory 16
septal area 143
serial reaction-time task 111
Shallice 8,78
Shapiro 36
Sheingold 155
Shimamura 76,79
short-term memory 6
Shuren 139
single photon emission tomography (SPECT) 58
slave system 9
Snodgrass 21
source memory 76
spatial attention 28
SPECT 58
Speedie 74,137
spontaneous recall 31
Squire 5,24,25,161,162,163
SRTT 111
store 29
Stuss 66,75,79
subcallosal area 143
substantia innominata 143
supraorbital branch 125
Suzuki 18,157
Sweet 134

T

Tanabe 58,79
Tanaka 61,64
temporal attention 28
Teuber 60,139
thalamus 137

the anterior nucleus of the thalamus 139
the diagonal band of Broca 143
The Wernicke-Korsakoff Syndrome 137
thematic retrieval framework 169
Thurstone's Word Fluency Test 77
time based prospective memory 15
time gradient 33
Topka 125
Tranel 143
transient global amnesia 56
Tulving 16,19,30,32,170,171

U

unfamiliarity 32
Urbach-Wiethe 病 143
utilization behavior 79

V

Valenstein 145,146
van Cramon 140
Van Hoesen 132,134
Vargha-Khadem 133
ventral anterior nucleus 139
ventral lateral nucleus 139
verbal fluency 77
verbal stereotypye 78
Victor 44,51,60,131,136,137,139
Vilkki 143
visual tapping span 8
von Cramon 140

W

WAIS 46
Warrington 7,8,20,96
Wechsler Adult Intelligence Scale (WAIS) 46

Wechsler Memory Scale (WMS) 48
Weinstein 71
Weiskrantz 126
Wernicke 44
Wheeler 171
Wilson 154
Winocur 61
Woods 131
word fluency 77
working memory 9,77
working-with-memory 10

Y

Yakovlev 146,167
Yamadori 114,165
Yamashita 111
Yoneda 63,133

Z

Zangwill 34
Zeki 167
Zola-Morgan 5,60,131,142

『神経心理学コレクション』

シリーズ編集
山鳥　重　東北大学教授
彦坂興秀　National Institute of Health
河村　満　昭和大学教授
田邉敬貴　愛媛大学教授

　ダイナミックで複雑な脳の働きを新しい切り口で捉え直すシリーズ。言語，行為，知覚から，意識や記憶まで多岐にわたる人間の高次機能を解明する。狭義の「神経心理学」にこだわらず，脳という巨大な星雲を通して起こる現象を日常の研究や臨床と結びつけて解析し，「脳の科学」と「心の科学」の統合をめざす。

[既　　刊]
山鳥　重・河村　満　「神経心理学の挑戦」　Y 3000
田邉敬貴　「痴呆の症候学」（ハイブリッド CD-ROM 付）　Y 4300
岩村吉晃　「タッチ」　Y 3500
C. ベル（岡本　保訳）「表情を解剖する」　Y 4000

[続刊予定]
彦坂興秀の課外授業　「眼と精神」
川島隆太　「高次機能のブレイン・イメージング」
　　　　　（ハイブリッド CD-ROM 付）
入来篤史　「道具使用の神経心理学」